U0284889

写给女性的
暖养呵护指南

主 编◎闫忠鑫 付 虹

副主编◎刘艳霞 孙 旖 李 霞

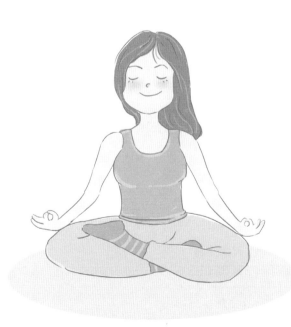

江苏凤凰科学技术出版社·南京

图书在版编目（CIP）数据

写给女性的暖养呵护指南 / 闫忠鑫，付虹主编 . ——
南京：江苏凤凰科学技术出版社，2023.11
ISBN 978-7-5713-3578-6

Ⅰ . ①写… Ⅱ . ①闫… ②付… Ⅲ . ①女性—养生（中
医）—指南 Ⅳ . ① R212-62

中国国家版本馆 CIP 数据核字（2023）第 092868 号

写给女性的暖养呵护指南

主 　 编	闫忠鑫 　 付 　 虹	
责 任 编 辑	汤景清	
责 任 校 对	仲 　 敏	
责 任 监 制	方 　 晨	

出 版 发 行	江苏凤凰科学技术出版社
出 版 社 地 址	南京市湖南路 1 号 A 楼，邮编：210009
出 版 社 网 址	http://www.pspress.cn
印 　 　 刷	佛山市华禹彩印有限公司

开 　 　 本	718mm×1000mm　1/16
印 　 　 张	12
字 　 　 数	162 000
版 　 　 次	2023 年 11 月第 1 版
印 　 　 次	2023 年 11 月第 1 次

标 准 书 号	ISBN 978-7-5713-3578-6
定 　 　 价	65.00 元

图书如有印装质量问题，可随时向我社印务部调换。

写给爱美丽更爱健康的你
自荐序

手如柔荑，肤如凝脂，巧笑倩兮，美目盼兮。自古以来内外兼修就是女子追求的目标。

二十年前的我，是个不折不扣的爱美文艺女青年。那时的我，读着《红楼梦》长大，看到其中林黛玉的"多病多愁身"，给世人留下无尽的喟叹，又因为奶奶多病，立志学医。2001年的夏天，我如愿穿上白大褂。

2003年非典期间，最疼爱我的奶奶因为脑出血去世，给我留下了无尽的想念和未尽孝心的遗憾，这一份遗憾，让我立志在治病救人之外，更要把健康的信念传播给大众。在繁忙的妇产科临床工作之余，我写了几百篇科普文章。从最开始的给医学界妇产科频道、春雨健康投稿，到后来入驻搜狐健康、今日头条、微博、微信公众号、网易健康、抖音、快手、小红书、知乎、视频号、搜狐视频自媒体账号等，各大平台都成了我传播健康知识的舞台。几年下来，我在全网积攒了近500万粉丝。

沉甸甸的文字凝聚成华：2019年，我的第一本书，妇科炎症的科普书《付虹医生告诉你：无炎的女人最美丽》上市；2021年，呵护月经的百科全书《月事》上市，并于今年翻译成外文远销海外。

第三本书《写给女性的暖养呵护指南》和前两本书有什么不同？那就是多了近1/2的中医内容。中医好在哪里？中医妇科有什么特点？可以解决什么问题？

"天之大宝，只此一丸红日；人之大宝，只此一息真阳"。女性经孕产乳，数伤于血，阴血易虚。阴阳互生，阴虚则阳亦不足。加之冷饮、空调、露脐装等盛行，更易损伤阳气。阳虚失于温煦，致胞宫虚寒，会引起经带胎产等一系列妇科疾病。中医自古就有"宫寒痛经""宫寒不孕"的说法，老百姓常在经期或者产后服用生姜红糖茶来暖宫调经、促进恶露排出，或者用艾叶、花椒、生姜等泡脚以暖宫治疗月经病、不孕症。什么是宫寒？引起宫寒的原因有哪些？宫寒有什么表现？怎么用中医药预防和治疗宫寒？有哪些小验方？本书会给您答案。

此外，本书中另有一个重点，就是内分泌和激素。女人有"素"百媚生，这个素就是我们的内分泌系统分泌的激素。在这些激素中，最重要的就是孕育滋养女性特征的雌激素，它可以为我们女性带来美丽的容颜。皮肤白、有光泽和弹性，胸部丰满、头发浓密，这些女性特征，都是雌激素带来的。在男性和女性看来都很有魅力的女性，普遍雌激素偏高。

雌激素还是女性的全能保护神，女性终其一生，无论是大脑、心脏、血管中，还是眼睛、牙齿、肠道和泌尿系统，或是骨骼和皮肤，都在雌激素的滋养中。雌激素除了和孕激素协同调节月经、排卵、妊娠，还负责维持胆固醇代谢，可以有效改善血脂成分、抑制动脉壁粥样硬化斑块形成。此外，雌激素还有扩张血管、改善血供，维持血管张力、保持血压稳定等作用。

因此，本书第一章将为各位女性朋友着重讲解如何调节内分泌，维持身体的美丽和健康。

世事洞明皆学问，杏林春暖成文章。希望这本《写给女性的暖养呵护指南》给热爱健康的姐妹们送去一些暖心的健康建议，让我们一起用健康成就美丽，成就未来。

最后，我要向各位一路走来对我不断鼓励支持的良师益友们道谢，向支持我的家人们致谢。特别是我的爱人麦子，他以一己之力承担了家里的所有家务、孩子的教育和对家人的照顾，让我可以通过健康传播拓展生命的宽度。

再次谢谢爱我的人。

此外，也特别感谢为这篇自荐序细心润色的好友郤颖波女士。

付虹

2023 年 5 月 28 日

写于新疆和田墨玉县

名人推荐

收到付虹医生的新书《写给女性的暖养呵护指南》，我感受到了中西医结合，科学内调，可以让你从根源上保持美丽。总之，这是一本好书，值得各年龄段的姐妹拥有。

——陈蓉

北京协和医院妇科内分泌与生殖中心副主任、主任医师、教授、博士生导师

付虹医生是当今互联网上极招网友喜欢的医疗自媒体博主。在线上，她笔耕不辍，用信达雅的文字描述医患之间的故事，还勇敢惊艳出镜，坚持做科普视频直播，与网友面对面，娓娓道来，帮助了越来越多的患者姐妹。向她致敬！

——刘哲峰

中国医师协会健康传播工作委员会常务副主委

我们总说"中西医结合好"，《写给女性的暖养呵护指南》这就来了，本书由闫忠鑫、付虹、刘艳霞、孙旖和李霞五位医生倾情奉献，为姐妹们带来中西医结合女性健康宝典。

——邹世恩

复旦大学附属妇产科医院主任医师，妇科内分泌与生殖医学科临床副主任

守护人民生命健康，传播时代健康强音！作为我们医师协会健康传播工作委员会的委员，也是医生品牌专业组的联合发起人，付虹医生也是一直利用自己的业余时间传播健康，新书《写给女性的暖养呵护指南》就是妇产科付虹和闫忠鑫两位医生多年临床工作经验的集结，月经不调也好，妇科炎症也好，各位姐妹们都可以在这本书中找到防治的攻略。

眼睛是心灵的窗户，性激素是女性健康和美丽的源泉，子宫和卵巢作为"中宫"更应该得到重视。付虹医生的新书《写给女性的暖养呵护指南》为你详细讲述如何保持健康的美丽。越健康，越美丽！

这本书内容涵盖了西医和中医的医疗理念和解决办法，对于当下女性关注的问题，如内分泌失调、经期不适、生殖系统炎症等进行了简单易懂的讲解。同时，书中也介绍了中医上女性如何暖养的方法，不仅具有实用性，内容也深入浅出，通俗易懂，适合所有对身体健康有一定了解的女性读者。

如果让我给女性朋友推荐一本健康科普书，我就推荐这本《写给女性的暖养呵护指南》，该书由闫忠鑫、付虹、孙旖、李霞几位青年医生共同完成，更有在中医妇科有很深的学术造诣的刘艳霞主任医师的参与和审核，西医中医并重，集严谨和实用于一体，是女性朋友都需要的一本妇科保健百科全书。

女性健康是家庭幸福的源泉，付虹医生从医多年，业余时间也热衷于传递靠谱的健康知识，《写给女性的暖养呵护指南》是她的第三本书，本书主编是上海的闫忠鑫医生和付虹医生两个人，该书的副主编之一更是来自北京中医药大学东方医院妇科主任医师、医学博士、博士研究生导师——刘艳霞。新书的内容同时具备严谨性、丰满度和实用性。推荐女性朋友阅读。

——彭锋

中国互联网发展基金会副秘书长

作为一名在生殖领域工作多年的临床医生，我评估一个女性能否生育，排卵是否正常是第一要素。月经规律的女性，绝大多数有正常排卵；而月经不规律的女性，很可能是卵泡发育或排卵出了问题。如何呵护卵巢、规律女性的月经？大家可以在付虹和闫忠鑫两位医生的新书《写给女性的暖养呵护指南》中找到答案。

——刘姗

北京朝阳医院生殖中心与妇科内分泌主任医师、博士、博士后

只有掌握正确的健康知识，不断提高健康素养，才能做到"我的健康我做主"。《写给女性的暖养呵护指南》是一本实用的健康"导航图"，有料有趣，可圈可点。本书既有西医的视角，也有中医的智慧，中西医相互融合、相互补充，把健康的道理说得明明白白。如果你想成为健康达人，请先跟着这本书"暖"起来吧！

——白剑峰

人民日报高级记者、健康版主编

中、西医联手教您如何"养"得更美、更健康！这本书给出了答案！

——巍子

北京大学第一医院密云医院急诊外科医生

全国科普先进工作者

自媒体号"医路向前巍子"

在电视行业工作十几年，我深知拥有一个好身体是多么重要。不规律的饮食和作息、缺乏运动、焦虑抑郁……也正在透支着当下每一个"卷"着的年轻人，尤其是女生。付虹医生等人共同写的这本《写给女性的暖养呵护指南》适合各个年龄段的女性阅读，阅读之余是思考，你给自己的健康打多少分？又该如何进行日常保养？这本书里都能找到答案。想要暖别人，先要暖自己，爱自己多一分，健康就会多一分。

——阿汤哥

电视节目制作人

中国电视艺术交流协会视听传播委员会理事

中国医师协会健康传播委员会顾问

面色红润，皮肤细腻，玲珑有致，神采飞扬……是众多女性所追求的目标。现代女性的健康是"三维立体"的，需要全方位的悉心呵护去保养、维持，其中女性拥有正常的内分泌功能对于女性美丽和健康至关重要。而中医学认为，女子以血为本，气行则血行，气血充盈，百病不生。怎样才能气血充盈，通畅无阻？让我们走进本书，倾听中西医妇科专家们娓娓道来，教给我们科学的中西医养生方法，养好我们的气血，呵护好我们的内分泌功能，做健康极致的丽人！

——李艳

中国妇产科网妇科内分泌频道执行主编

太原市妇幼保健院生殖内分泌科主任

激素平衡，胃气充实，气血充足，女性就会阳光、青春、有活力，健康不易老，如何做到呢？《写给女性的暖养呵护指南》给你答案。

——勾俊杰

网易健康频道总监

《黄帝内经》有曰："女性之美，源于胞中"，"胞"则指生殖系统。女性生殖系统的科学养护，不仅关系到女性的身心健康，也关系到全家的幸福，并能使女性保持持久的年轻、美丽。

——贾大成

北京大学医学继续教育学院客座教授

北京急救中心资深急救专家

一本能让女性掌握健康"主动权"的健康科普书。医理深入浅出、方法简明易行。心意暖暖、要点满满，让我们一起学习，共同拥有更加美好的人生。

——邰颖波

中国公共关系协会副秘书长

中国医师协会健康传播工作委员会副秘书长

医学的温度在于医者对生命的挚热，医者的仁心源于对生命的呵护，为践行人民至上、生命至上理念，医者始终在路上。而富有多年妇产科临床工作经验的付虹医生和闫忠鑫医生以文字的方式，书写着他们的从医诺言，把健康送给每一位美丽女性。

——姚秀军

北京市卫生健康委公众权益保障处处长

新时代卫生与健康工作方针之一就是"预防为主，中西医并重。"新书《写给女性的暖养呵护指南》应运而出，本书主编分别是来自上海的闫忠鑫医生和北京的付虹医生两个人，副主编之一是来自北京中医药大学东方医院的刘艳霞主任医师。不管西医还是中医，都是为了让女性朋友更健康，更美丽。总之一句话，这本书，你值得捧在手中，细细阅读。

——**王彤**

上海市健康促进委员会健康促进处处长

上海市卫生健康委员会办公室副主任

- -

《写给女性的暖养呵护指南》这本书由三位著名的医学界科普女性大V付虹、闫忠鑫、刘艳霞、孙旖、李霞五位医生联合著作。互联网真的是神奇，能够把几位天南海北的医疗界科普大咖聚集在一起创作。几位女医生平时也是利用工作之余的时间，在互联网端用女性的细腻敏锐的视角，为手机屏幕前的女性朋友们做暖心的科普，用温婉优雅的华语，为手机屏幕前的女性朋友们排忧解难。中西医都强调女性要"暖养"，而女性医学科普作家更懂得怎样为女性朋友们"暖心"。希望这本由"暖医"写的暖养呵护指南，能够真正帮助到广大的女性朋友们。

——**姚乐**

上海市同仁医院普外科副主任医师

上海首个说"健康脱口秀"的医生

自媒体号"我是医哥 Dr 姚"

目　录

第二部分 养气调经提气色 65

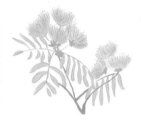

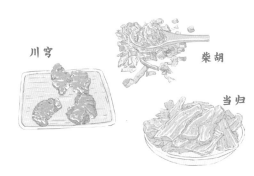

川芎

柴胡

当归

第一部分
保持年轻抗衰老

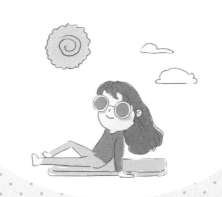

第一章
内分泌：激素平衡青春保

01 内分泌失调，你真的了解吗

女性朋友经常会讲到一个词，叫作"内分泌失调"，有时脸上冒痘痘，或者这段时间月经不太规律，或者莫名地烦躁、易怒时，就会说自己有点儿"内分泌失调"。

那么，什么是"内分泌失调"呢？你对它真的了解吗？

我在临床工作中，经常会接诊一些内分泌失调的女性患者。她们就诊时跟我说的第一句话就是："医生，我有些内分泌失调，你给我开点儿药调理调理。"

我就反问她们："您知道什么叫内分泌失调吗？"

她们往往一脸懵。

在询问过她们的症状后，我一般会告诉她们："虽然您的一些症状表现为内分泌失调，但内分泌失调并不是开点儿药调理调理就行了，还需要自己在日常生活中多加注意。"

实际上，虽然很多女性朋友常说自己"内分泌失调"，也经常听别人这么说，但她们还真不一定清楚内分泌失调是怎么回事。

内分泌失调是怎么回事

简单来说，内分泌是我们身体内一个由很多内分泌腺组成的系统。这些内分泌腺分泌出来的物质叫作激素，激素的作用主要是对人体的生长发育、新陈代谢及生殖健康进行调节，使人体保持一个平衡的状态。而我们常说的"内分泌失调"，其实就是某些原因导致体内的某些平衡被打破，引起某种激素分泌得过多或过少；或者是某种激素抵抗引起内分泌的失调或紊乱。此时人体也会随之出现很多症状，比如女性朋友会发现自己的皮肤变差、月经不正常、脾气变坏等。

◎最重要的内分泌腺——垂体

垂体是人体内最重要的内分泌腺，可以分泌很多种激素。我们比较熟悉的生长激素，以及与女性生育有关的促甲状腺激素（TSH）、促卵泡激素（FSH）、促黄体生成素（LH）、催乳素（PRL）等，都由垂体进行分泌。还有一种特别重要的激素——胰岛素，主要是调节人体内的糖代谢，胰岛素能促进肝脏、肌肉和脂肪等组织摄取和利用葡萄糖，抑制肝糖原分解和糖异生作用。如果胰岛素分泌出现问题，就会出现让大家谈之色变的糖尿病。

◎最大的内分泌腺——甲状腺

在人体内的各种内分泌腺中，甲状腺是最大的一个，它所分泌的甲状腺激素可以促进机体的新陈代谢，调节全身各个脏器的生理功能。如果甲状腺分泌激素的功能出现问题，就会出现我们常说的"甲亢"或"甲减"。甲亢的全称为甲状腺功能亢进症，表现为脖子增粗、眼球突出、多食、消瘦等，有些人还会经常感觉自己怎么吃都吃不饱；甲减则是甲状腺功能减退症的简称，表现为嗜睡、焦虑、记忆力减退、反应迟钝、体重增加、皮肤苍白等症状。如果你发现自己有以上症状，一定要及时就医。

女性健康离不开内分泌系统

女性的健康与内分泌系统可谓是息息相关，小到皮肤长痘、长斑，大到发胖、不孕、早衰，以及各类妇科疾病，都跟内分泌失调有关。可以说，内分泌平衡是女性朋友身体健康与否的重要标志之一。

1. 想要显年轻，雌激素很重要

我们常说，雌激素是女性的魅力之源。为什么女性在恋爱后会变得更漂亮呢？因为恋爱的美妙感觉能刺激女性卵巢分泌更多的雌激素，雌激素会滋养女性皮肤，让皮肤看起来更有光泽、有弹性，同时还能让女性变得更温柔、情绪更稳定，所以整个人看起来容光焕发。

在 25 ~ 35 岁这段时间，许多女性会完成两件"人生大事"——结婚和生子。这时，内分泌一旦失调，就会导致月经不调、排卵异常，甚至诱发妇科炎症，进而引发不孕症等问题。40 岁之后，女性卵巢功能下降，分泌雌激素的能力也逐渐下降，很多女性体内雌激素含量偏低。少了雌激素的作用，女性的皮肤就会逐渐变差，出现黑眼圈、脸色发黄，或者出现长痘、长斑等皮肤问题。同时，脂肪代谢也受到雌激素水平下降的影响，表现为腰腹部赘肉开始增多，人也逐渐衰老。

2. 雌激素不是越多越好，内分泌平衡是关键

既然雌激素分泌会令女性更显年轻靓丽，那是不是雌激素分泌越多越好呢？

当然不是。俗话说，"月满则亏，水满则溢"，虽然雌激素对女性的正常生理功能来说必不可少，但如果卵巢功能亢进，体内雌激素分泌过多，也会诱发一系列的妇科疾病和乳腺疾病。

当女性进入绝经期后，子宫和卵巢功能开始退化，雌激素分泌也急剧下降，

这是正常的生理发展。如果此时雌激素分泌仍然很旺盛，则会作用于乳腺，造成乳腺再次发育，引发一系列乳腺疾病；还会刺激子宫和卵巢，诱发子宫肌瘤、卵巢囊肿等疾病；严重者甚至会发生恶性病变。

雌激素无论是太多还是太少，都会对身体造成影响，可见，保证身体健康的关键是内分泌平衡。当然，内分泌系统本身是一个很复杂的系统，并不能简单地认为雌激素就代表内分泌了，这里面的学问还有很多，之后我们会为女性朋友一一讲解。

◎雌激素不能随便乱补

一些女性朋友听说雌激素能让自己保持年轻，就去购买某些含有雌激素的产品服用。这种做法不值得提倡，因为补充过量的雌激素会引发很多危害。如导致子宫内膜脱落异常，引发月经周期紊乱，甚至出现闭经；再如对乳腺造成刺激，引发乳腺增生。所以，必须是因为某些疾病或不适，在医生指导下，才能补充雌激素，不可自己随便乱补。

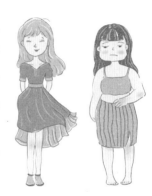

02 记住内分泌失调的几个重要指标

现在，"内分泌失调"几乎已经成了一个大家经常谈起的"热词"，但是不少女性朋友不知道怎样才能判断自己到底有没有内分泌失调的问题。难道仅仅依据自己脸上出现的几个痘痘，或者几次不规律的月经吗？

其实，要判断自己有没有内分泌失调的问题，方法很简单：只要到医院做一个激素测试就可以了。

内分泌检查都要测什么

和女性常见问题最相关的内分泌检查就是性激素六项。它主要是通过抽取空腹时的静脉血，检查6项激素指标：促卵泡激素（FSH）、黄体生成素（LH）、雌二醇（E_2）、孕酮（P）、睾酮（T）和催乳素（PRT）。

检测项目	生理作用	数值过高	数值过低
促卵泡激素（FSH）	促进卵巢内的卵泡发育和成熟	卵巢早衰、卵巢功能障碍	提示卵泡发育异常
黄体生成素（LH）	促进排卵、促进黄体形成并分泌激素	造成未成熟的卵子提前排出，受精能力差	提示黄体功能不全
雌二醇（E_2）	促进和维持女性生殖器官的发育，维持女性的第二性征	影响正常的排卵和月经，导致不孕	导致子宫内膜变薄、月经量减少、不易受孕
孕酮（P）	维持月经，确保受精卵着床和发育	导致月经推迟、减少	提示排卵障碍或黄体功能不全，孕后易流产
睾酮（T）	促进女性外阴发育，拮抗雌激素，影响全身代谢	使女性出现多毛、肥胖、声音变粗等男性特征	可能会影响卵巢功能
催乳素（PRL）	调节乳腺的生长发育，促进乳汁的合成分泌	抑制卵巢功能和正常排卵	一般不需要担心，但有原发病时需治疗

03 这些食物吃多了，也会影响内分泌

很多女性朋友都知道内分泌失调会引起很多问题，如长痘、长斑、经期异常等，但你知道是什么原因影响了我们的内分泌水平吗？

前几天，有个女孩来问我："医生，我最近脸上突然冒出了许多痘痘，怎么洗脸都没用，怎么办呀？"

我问她："你平常会经常熬夜、吃外卖吗？"

女孩说："我以前经常熬夜，我知道熬夜会导致爆痘，所以自从长痘之后就调整了作息，但痘痘还是会长……唉，愁死了。外卖倒是经常吃，但吃外卖也会导致痘痘吗？"

我回答她："很有可能，不过，也要看吃的是什么。"

其实，内分泌失调并非只是由熬夜、脾气暴躁导致的，有时也与我们吃的食物有关，下面就从饮食方面讲讲会造成内分泌异常的食物。

哪些食物会影响内分泌

1. 含有反式脂肪酸的食物

对于反式脂肪酸，大家可能了解不多。反式脂肪酸会导致人体脂肪堆积，升高血液中的胆固醇，导致人们更易患上心脑血管疾病，还会导致内分泌失调，尤其会影响男性雄激素的分泌，导致生育能力下降。

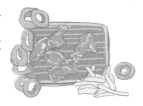

氢化植物油是最常见的反式脂肪酸来源，许多油炸食品都会用氢化植物油来制作，如薯条、炸鸡等，极易产生反式脂肪酸。另外，一些甜品如派、曲奇、面包等，也含有氢化植物油，可能会有反式脂肪酸存在。如果食物的包装袋上有营养成分表，我们可以查看成分中是否含反式脂肪酸，有的话最好不要吃；如果是没有包装袋的油炸食品，那就更应避而远之了。

◎**什么是反式脂肪酸?**

反式脂肪酸也称为反式脂肪，又称为逆态脂肪酸，是一种不饱和脂肪酸，其名字来源于它的化学结构。因不饱和脂肪的碳原子以双键连接，呈反式结构，所以被称为反式脂肪酸。反式脂肪酸分为两种，一种是天然的，一种是人工制造的。天然的反式脂肪酸存在于牛羊肉和牛羊奶中，含量非常低。人工制造的反式脂肪酸多数存在于氢化植物油中，如果植物油在氢化时不彻底，就会产生反式脂肪酸，不过氢化植物油也不等于反式脂肪酸，只要氢化过程控制得当，油脂氢化彻底，便不会产生反式脂肪酸或只产生非常少量的反式脂肪酸。

◎**饮食恰当，便不会摄入反式脂肪酸**

虽然我们说牛羊肉、牛羊奶中也存在反式脂肪酸，但其含量很低。如果在烹调过程中，用油时间短、温度低，最终被我们摄入的反式脂肪酸的含量就可以忽略不计。在日常生活中，多用新鲜油脂，尽量多用蒸煮、凉拌等方式，少用高温油炸，少吃各种油炸食物和加工食品，是能做到远离反式脂肪酸的。

2.含糖量较高的食物

很多女性爱吃甜食，甚至一些人看到甜食就走不动路。糖是人体必需的能量来源，适量吃些甜食是没问题的，但如果长期过量摄取糖分，就会导致胰岛素持续分泌，久而久之，就出现内分泌紊乱，你可能会出现胰岛素抵抗，严重的甚至会患上糖尿病。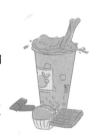

那么，哪些食物含糖量较高呢？

在天然食物中，尝起来很甜的食物，比如蜂蜜、甘蔗等，都是含糖量较高的食物。人工制造的食物就不一样了，有些食物可能尝起来不是很甜，但其中的含糖量却高得惊人，像饼干、冰淇淋、奶茶，可能你吃一个冰淇淋、喝一杯奶茶都没什么感觉，却已经有几十克糖被吃进肚子了。因此，我们购买食物时要注意看包装上的成分表，表中的"碳水化合物"通常代表着含糖量，数值较高的就要注意避开了。

◎**很多水果尝起来很甜，可以食用吗?**

水果中的糖多为果糖，其甜度比蔗糖更高。很多水果虽然尝起来甜，但含糖量可能并不算高，因此可以适当食用。当然，水果也不宜过量食用，毕竟果糖也是糖，吃多了同样会影响内分泌。

3.动物内脏

我们知道，动物内脏含有较多的胆固醇，胆固醇是我们体内多种激素的重要组成部分，人体需要一定量的胆固醇，但胆固醇过多，也可能造成多种心脑血管疾病和内分泌调节紊乱。

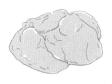

4.咖啡

咖啡受到很多女性的喜爱，咖啡不仅能让我们感受品饮时的惬意，还能抵抗疲劳，让人精神集中。虽然如此，咖啡的危害也不可小觑。过量饮用咖啡会刺激人体分泌肾上腺激素，长期如此就可能造成内分泌失调。

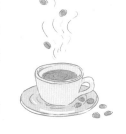

所以，千万不要过量、也不要长期喝咖啡，如果只是为了品尝咖啡的风味，偶尔、少量喝就好。

 ## 吃什么食物有助于调节内分泌

1.粗粮

土豆、玉米、红薯等粗粮能很好地帮助我们调节内分泌。粗粮中含有较多的膳食纤维，膳食纤维不仅能减缓糖和脂肪的吸收速度，让我们保持大便通畅，还可以作为肠道有益菌的食物，改善胃肠道环境，帮助稳定内分泌水平。

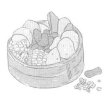

2. 绿色蔬菜

生活中经常见到的油菜、菠菜、芥蓝、大白菜、甘蓝等，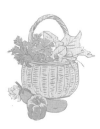
都含有丰富的膳食纤维和维生素、矿物质等人体必需的物质，
还有叶绿素、花青素、胡萝卜素等多种对人体有益的成分。
多食用绿色蔬菜，尤其是深绿色蔬菜，能够很好地控制血糖、
血脂及胆固醇的水平，调节内分泌，从而延缓衰老。

3. 鱼肉

鱼肉中含有多种对人体有益的营养，其中最为我们熟知
的就是不饱和脂肪酸 $\omega-3$。$\omega-3$ 是人体大脑和神经的重要
营养物质，能帮助人体排除多余的胆固醇，大家熟知的 DHA（二十二碳六烯酸）
就是 $\omega-3$ 中的一种。每周食用一两次鱼肉，尤其是深海鱼，有助于内分泌水
平保持平衡。

看完这些，你是否对平时应该吃什么有了一点儿"感觉"呢？其实，只要
多吃新鲜的、天然的、未经过度加工的食物，吃得多样一点儿，少吃深加工、
高糖高油还高盐的食物，我们的内分泌自然就会变得平衡了！

◎为什么会有医生建议不要经常点外卖

外卖并不是洪水猛兽，其所用的食材、调料也都是大家共用的。之所以医
生不建议经常点外卖，是因为很多商家会为了改善食物口感而在其中加入大量
的糖、盐、油等各种调味品，长期吃这种"三高"食物，不仅对内分泌平衡不
利，还极可能导致肥胖和各种慢性病。如果一定要点外卖，可以选择一些食材
多样，做法为蒸、煮、焯的菜品，尽量避开汉堡、炸鸡等高热量食物。

04 情绪糟糕，内分泌功能跟着倒霉

我们常说，女性是感性动物，喜欢伤春悲秋，一点儿小事就容易情绪波动。如果女性长期处于这种情绪不稳定的状态，就可能影响到体内的激素水平，导致内分泌失调。

有一位朋友，刚刚三十岁出头，去年生了个漂亮的女儿。有一天，她给我打电话说，自己有三个多月没来月经了，想过来找我给她看病。

等她过来后，我才发现，她现在状态很不好，情绪低落，一脸憔悴。我忙问她："你这是怎么了？"

她叹了口气，说："我跟老公准备离婚了，这半年情绪特别不好……这跟我月经不来有关吗？"

我告诉她："这是很有可能的。"

实际上，各种不良刺激都会对我们的内分泌系统产生明显影响，其中典型的例子，就是当情绪波动过大时，或遭遇一些突发事件时，本来月经规律的女性就突然出现闭经，这就是情绪刺激对内分泌调节产生了不利影响。

情绪刺激为什么会影响内分泌

很多女性朋友不理解，情绪刺激不就影响心情好坏吗？怎么还会影响内分泌调节呢？

其实，这主要是因为人体的各种情绪都与身体内特定的激素有关，所以情绪是通过激素对身体产生影响的。

当我们处于负面情绪中，比如感到焦虑、紧张的时候，体内的去甲肾上腺素、5-羟色胺水平就会升高，而能让我们感觉快乐的多巴胺水平就会降低。如果你

去甲肾上腺素

5-羟色胺

长期处于负面情绪当中，使体内这些让人"压力倍增"的神经递质过度分泌，就会对血管、心脏、卵巢等器官的功能产生非常不利的影响。长此以往，负面情绪不仅会妨碍内分泌系统的正常运作，还会削弱免疫系统功能，导致全身性的疾病。

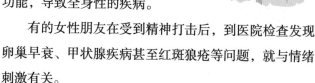

有的女性朋友在受到精神打击后，到医院检查发现卵巢早衰、甲状腺疾病甚至红斑狼疮等问题，就与情绪刺激有关。

◎多巴胺是什么

多巴胺是人类大脑中的一种单胺类神经递质，它可以正向调节人体内的去甲肾上腺素和肾上腺素，使血管扩张、心跳加速，让人产生兴奋、快乐的感觉。当人的神经受到某种刺激，比如看到引人瞩目的图片，听到启迪灵感的音乐，或者做一些让人兴奋的动作时，大脑中的多巴胺就会开始起作用，人的情绪就会变得高昂或激动。

怎样通过调节情绪调整内分泌

当我们的心情比较平和，感到轻松、舒畅的时候，下丘脑就会分泌出催产素。而催产素含量增加时，又会释放出大量的脱氢表雄酮，脱氢表雄酮会令我们的神经系统变得更加放松，我们的压力、抑郁情绪也会得到疏解。这不但有益于内分泌系统的健康，还能促进人体细胞再生，延缓衰老。

那么，怎么做才能通过调节情绪来改善内分泌呢?

1.用自然陶冶法调节情绪

当你的情绪不是很好时，可以到附近的公园散散步、看看风景、闻闻花香、听听鸟鸣，这对改善负面情绪会有一定的帮助。

有研究显示，白天接受阳光照射越多的人，晚上就会睡得越好，心情也会越轻松、愉悦。经常晒太阳还有益于我们的心脑血管健康，有益于机体对维生素 D 的吸收，促进新陈代谢。这些都能在一定程度上促进内分泌调节。

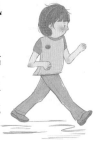

◎**晒太阳勿过度，外出时要注意防晒**

虽然经常晒太阳的好处很多，但大家外出也要注意防晒，以免晒伤皮肤，导致皮肤老化，出现皱纹、雀斑等。我们可以选择在清晨7～8点钟紫外线较弱的时间段，或者在下午4点之后再外出，既能晒到太阳，又不用担心紫外线太强，晒伤皮肤，导致皮肤问题的出现。

2.选择适当的运动项目

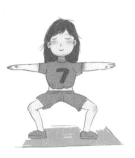

运动是最好的情绪调节器，跑步、游泳、瑜伽等，都是很适合女性的运动项目。在运动过程中，我们的身体会出汗，这就能有效地提高身体的基础代谢能力，有助于调节内分泌。运动还能缓解压力，让人身心放松，这又能在一定程度上平衡身体的腺体分泌，帮助预防和辅助治疗内分泌失调现象。

当然，女性朋友在选择运动项目时一定要量力而行，不要选择超出自己能力范围的运动。比如有的女性朋友身体比较僵硬，那就不要选择瑜伽，而要选择一些不需要大幅度拉伸的运动，如慢跑、骑自行车等；有的女性朋友膝盖不好，就不要选择跑步、跳绳等，可以选择不伤膝盖的运动，如游泳，避免加重旧伤。

3.向他人倾诉

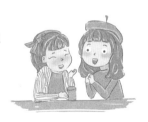

遇到让人不开心的事情，或者受了委屈，不要总是自己埋在心里，而应向家人或亲近的朋友倾诉出来。倾诉是一种很好的宣泄方式。不但能让你的心情舒畅，还可能得到有效的建议或帮助。

05 睡得不好，引起看不见的内分泌烦恼

在临床上，存在一个现象：内分泌失调患者，几乎都存在睡眠方面的问题；同时，一些慢性失眠的患者也有内分泌失调的困扰。这说明，睡眠与内分泌之间存在着一定的关联。

前几天，一个大学生模样的女孩来我门诊就诊，说自己老是失眠。按理说这个年龄段的女孩，每天都应该睡不够。于是，我仔细询问了她各方面的症状。

最后，我问她："平时晚上是不是总玩手机？"

她说："是啊，大家都玩，每天宿舍熄灯后都会玩一两个小时才睡觉。原来玩一会儿就会困，放下手机就能睡着。但是最近明明感觉很困，放下手机却怎么都睡不着，有时翻来覆去折腾到凌晨……"

我告诉她："问题可能就出在你玩手机这件事上。"

玩手机会引起睡眠问题，睡眠问题会影响内分泌，很多女性朋友对这个逻辑可能不是很清楚。实际上，这三者之间确实有一定的关系。

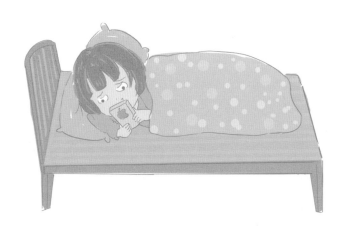

玩手机、睡眠和内分泌的关系

1.玩手机影响褪黑素分泌

褪黑素是一种由松果体分泌的激素，可以让我们的入睡时间缩短、进入深度睡眠更快并且不容易醒来，还能帮助我们调整时差。所以，夜间褪黑素分泌水平的高低会直接影响我们的睡眠质量。

褪黑素的分泌是有昼夜节律的，一般在晚上 9 ～ 10 点开始分泌，并在凌晨 2 ～ 3 点达到高峰。如果你经常晚睡，尤其在凌晨 2 ～ 3 点还在看手机，不睡觉，那么强烈的光线刺激视网膜，就会让松果体产生错觉，认为"现在是白天"，继而抑制褪黑素分泌。这时，就算你感觉自己很困了，放下手机准备睡觉，也很难马上入睡，而是会翻来覆去睡不着。

如果你长期处于这样一种状态下，松果体接收的都是紊乱信息，褪黑素分泌就会越来越没规律，最后内分泌系统出现紊乱也就不意外了。

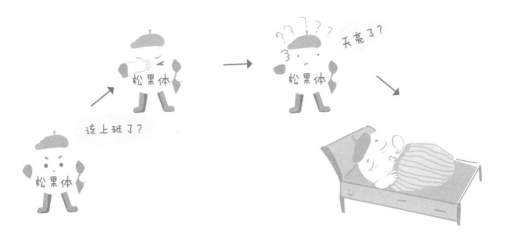

2.睡眠节奏影响激素分泌

许多激素都是在睡眠过程中产生和分泌的,比如对人体非常重要的皮质醇、性激素和促甲状腺激素。如果你的睡眠状况不好，经常失眠或睡眠不足，就会导致这些激素分泌紊乱，久而久之就容易诱发内分泌失调的问题。

◎**可以自己服用褪黑素吗**

褪黑素主要通过内分泌系统的调节发挥作用，除了调节人体的睡眠节奏、维持生物钟，它还能作为一种抗氧化剂，维护大脑、心血管和胃肠道的健康。虽然褪黑素是"好激素"，但仍然不建议自行服用褪黑素，长期服用褪黑素，会对人体造成一定的负面影响，比如产生依赖性、影响免疫力等。如果你确实有睡眠障碍，可以去咨询医生是否能用褪黑素来改善睡眠，衡量利弊后再决定是否要服用。

怎样才能睡得好

虽然适当补充褪黑素可以促进睡眠，但更有效的方式是改变自己的睡眠习惯和睡眠环境，这要比直接补充褪黑素健康、安全得多。

1. 调节卧室环境

卧室环境是影响女性朋友睡眠质量的重要因素之一，能够做到夜夜安眠的女性，都会花心思营造舒适的空间环境，把卧室变成彻底放松的睡眠圣地。

首先，能让人睡眠时感觉最舒适的卧室温度是 16 ~ 28℃，所以我们可以尽量把室温调整到这个温度范围之内。除了室温，被窝温度也很重要，一般被窝温度在33℃时，人体感觉最舒适。

其次，适当的湿度也有助于睡眠，卧室的理想湿度是 60% 左右。冬季空气干燥，可以在卧室内开一个加湿器，增加空气湿度。

2. 多吃些促进褪黑素分泌的食物

如果你有失眠问题，或睡眠质量不太好，平时就可以多吃一些能够促进褪黑素分泌的食物，主要有燕麦、小米、芝麻、香蕉、苹果、西红柿、胡萝卜等。

另外，睡前喝一杯温牛奶，也能起到促进睡眠的作用。

◎**晚餐不要吃得太晚，也不要吃太饱**

因为工作原因，很多女性朋友吃晚餐的时间都比较晚，有时要到晚上8点多才吃晚餐。一旦加班，可能还要吃夜宵。而正常的上床睡觉时间一般为晚上10点，短短2小时的时间，食物在肠胃里根本消化不了，不仅不能被吸收，还会增加肠胃负担，影响睡眠。所以，如果条件允许的话，最好在晚上6～7点吃晚餐，吃一些清淡、容易消化的食物，不要吃得太饱，以免消化不良，影响睡眠。

3.睡前不过度娱乐

现代人的娱乐方式太多了，很多女性朋友晚上会外出跟朋友看电影、唱歌等，结果玩到很晚，回家因为大脑过度兴奋，就失眠了。

所以，晚上最好尽量避免进行会让人"嗨"起来的活动，睡觉前也最好不要长时间玩手机，更不要用手机看一些场面激烈的影视剧，虽然这些活动能让人感觉愉快，但经常如此，会影响睡眠质量，继而引起看不见的内分泌烦恼。

通常，遇到睡眠不好的女性朋友，我的建议是：睡前放下手机，关掉电视，听一听舒缓的音乐，如古典音乐或慢节奏的现代乐曲等，让大脑彻底放松，之后关灯，以轻松、平静的心态进入睡眠。

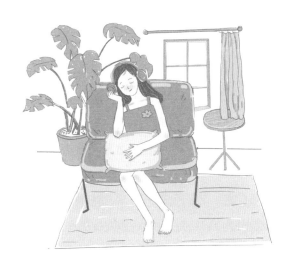

06 减肥不当或肥胖，身体都会很受伤

一些爱美的女性朋友通过运动、节食等方式减肥。可在减肥过程中她们发现，自己不但没有瘦下来，还出现了很多其他问题，如月经不调、脸上长痘、脱发，甚至闭经等。

上个月，一位朋友给我打电话，说她最近正在减肥。她告诉我："我以前都是通过疯狂运动、节食来减肥，效果很好。但这次再用原来的方法减，怎么都减不下来了，这是怎么回事呀？"

我问她："除了减肥效果不明显外，你的身体还有其他变化吗？"

她忙说："有呀！我的月经以前都很规律，最近出现紊乱了，这跟我减肥有关吗？"

我告诉她："这是有可能的，减肥不恰当的话，可能会弄巧成拙。"

实际上，这些减肥过程中出现的问题很可能与女性内分泌失调有关。女性内分泌失调容易诱发肥胖，反过来，肥胖又会加重内分泌失调，导致身体出现各种各样的不适。但减肥方法不对的话，也容易影响内分泌的正常功能，诱发一些代谢疾病。

先有内分泌失调，还是先有肥胖

很多女性朋友不理解肥胖与内分泌失调之间的关系，认为肥胖就是身上脂肪太多，不明白它跟内分泌失调有什么关系。就算有关，那是先有肥胖才有内分泌失调，还是先有内分泌失调才导致肥胖呢？

要弄明白这两个问题，我们先来了解一下肥胖的类型。

一般来说，肥胖分两种类型，一种叫原发性肥胖，一种叫继发性肥胖。这两种类型的肥胖与内分泌失调的因果关系是不一样的，但只要肥胖严重，都会

加重内分泌失调。所以，两者的关系其实是：肥胖加重
内分泌失调，内分泌失调又会诱发肥胖。

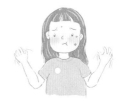

◎单纯性肥胖

引起单纯性肥胖的主要原因就是吃得太多、太丰盛，而活动量又太少。具体来说，就是人光吃不动，而且还经常吃高热量、高脂肪食物，导致过量脂肪堆积在体内，无法正常代谢，引发肥胖。此时，肥胖就会诱发内分泌失调。

◎继发性肥胖

有些人吃得并不多，却依然肥胖，只要通过检查，就会发现这些人除身体肥胖外，还有相关的神经、内分泌、代谢等方面的功能失调，比如甲减、多囊卵巢综合征等。这种类型的肥胖就是继发性肥胖，内分泌失调是其原因之一，主要由于平时压力过大、环境问题、营养问题，或一些疾病因素等，先引起内分泌失调，继而导致肥胖发生。

减肥也会"减"出内分泌失调

既然肥胖会导致内分泌失调，那我们减肥不就行了吗？

减肥当然可以，但如果减肥方法不对，反而会导致内分泌系统更加紊乱，甚至诱发一些代谢疾病。

1.盲目节食易致闭经

一说起减肥，很多女性的第一个方法就是节食，一日三餐主要吃水果蔬菜，对主食、肉类、蛋类等摄入过少，甚至完全不吃。长期如此，身体摄入营养过少，无法满足机能功能的正常需要，就可能导致很多组织器官无法正常运转。这时，身体为了"保命"，便会关闭一些次要机能，如减少卵巢分泌的雌激素和孕激素，这就会导致月经量减少甚至闭经等一系列问题。

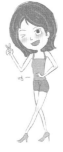

2. 疯狂运动可能引发内分泌失调

过量的运动也会导致我们身体里的内分泌受到影响。垂体是控制人体激素分泌的重要器官。过量运动后，不仅会出现肌肉疲劳、体力恢复差，垂体功能也会被抑制，就会使激素分泌受到影响。长此以往，不但不能起到减肥的作用，反而还会出现一系列的内分泌失调症状。

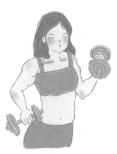

◎健康女性全身脂肪重量最好占体重的 23%

对成年女性来说，全身脂肪重量最好要占体重的 23%，这是能正常怀孕、分娩及哺乳的最佳体脂率。通常，体脂率维持在 20% ～ 25% 的区间都是可以的，如果体脂率低于体重的 17%，体内缺乏生成雌激素的原料，就会使雌激素分泌不足，影响月经的形成和正常周期，容易造成闭经。

3. 滥用减肥药物会损害正常生理功能

目前市售的减肥类药物中，有些成分作用于人体后，会不同程度地造成激素水平紊乱，影响内分泌系统的机能。有些女性朋友生怕自己好不容易减下来的肥肉再次反弹，长期服用减肥药，瘦成一层皮包骨了还不罢休，这样容易导致内分泌长期处于紊乱状态，影响正常的生理功能，继而导致月经失调、闭经，甚至不孕等问题。

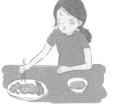

如何减肥才能平衡内分泌

1. 科学饮食

想要控制体重或减肥，节食并不可取，而是要科学地调整自己的饮食，平时少吃高油、高盐、高热量食物，将饮食调整到清淡、健康的模式，如用鸡胸肉、鱼类、虾类等代替猪肉、炸鸡等。三餐中还要有丰富的蔬菜和粗粮，以增加膳食纤维的摄入量。

同时，一日三餐要定时定量，也可以采用少食多餐的方式，每餐之间有饥饿感时，可以吃点水果、坚果，或者喝一杯牛奶。

2.适度运动

对身体肥胖的女性朋友来说，很多运动项目都容易伤及腰椎、膝盖和脚踝，比如快跑、跳绳等，所以最好先选择慢跑、游泳、骑车、瑜伽等身体负荷不太大的有氧运动项目，每周进行 3 ~ 5 次，每次最好能坚持 40 分钟以上。长期坚持，不但能起到健身减肥的效果，还能增强身体素质，有效调节内分泌功能。

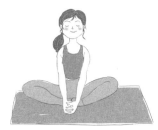

3.积极治疗疾病

如果是因为患有某些神经、内分泌或代谢疾病，导致身体肥胖，一定要积极检查和治疗原发病，找到引发肥胖的根源，从根源治起。同时建立良好的生活习惯，比如保证睡眠、戒烟戒酒、放松心情等，使疾病尽早康复。身体健康了，肥胖自然也就消失了。

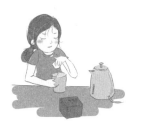

第二章
养脾胃：胃气充实不易老

01 脾虚的女性老得快，看看你有没有中招

都说衰老是美丽的最大杀手，也是很多女性朋友最担心的事情，所以她们都热衷于花大量的时间、金钱去做美容、做保养，尽力让自己看起来更年轻一些。

但是，这些做法往往"治标不治本"，即使有效，效果也很短暂，因为她们没有找到让自己衰老的真正原因——脾虚。

《黄帝内经》认为，脾胃是"后天之本""气血生化之源"。有了脾胃的滋养，女性才能更年轻、更漂亮。否则，女性的衰老速度就会加快，出现面黄肌瘦、头发干枯等症状。

那么，脾虚为什么会导致女性衰老呢？我们怎样判断自己是不是脾虚呢？

脾为气血生化之源

中医有个说法，叫作"补肾不如补脾"。当然，这不是说补肾不重要，而是说补脾更有益于身体的健康和强壮。因为脾胃是气血生化之源，胃的功能是接受食物，脾的功能是源源不断地运化水谷，向上输送精微物质到肺，再经心肺作用生成血液，为全身提供营养。如果脾虚，生化气血的来源减少，就容易出现面色萎黄、皮肤松弛、皱纹增多、头发干枯、口唇淡白无色等现象。

不仅如此，脾气虚弱还会使血脉中的气血无法正常输送至大脑，导致大脑供血不足，所以很多女性朋友发现，明明自己年龄不大，却经常出现精力下降、记忆力减退、四肢软弱无力等症状。

由此可见，脾虚不仅会让人"面子"上不好看，还会令人看起来缺乏精气神等"里子"。常常一副萎靡不振的样子，又怎么能显得年轻漂亮呢?

◎脾有生血、统血、摄血功能

气为血之帅，血是随着气运行的。脾的运化功能正常，脾气健旺，气血充盛，气裹血，血液循环正常，就不会逸于脉外而发生出血现象;脾气亏虚，就容易发生异常出血的现象，如牙龈出血、月经量多，有时皮肤表面还会出现大块的"乌青"或针眼大小的瘀点等。

脾虚的 6 个信号

1. 食欲下降

《黄帝内经》中讲到:"脾胃者，仓廪之官，五味出焉。"将脾胃的受纳运化功能比作仓廪，也就是人体内的"粮食部长"，身体所需的各种营养物质都归其调拨。所以，脾胃的功能就是帮助身体摄入食物，并输出精微营养物质，供全身所需。

如果脾胃气机受阻，运化功能失常，对食物的消化、吸收功能就会减弱，直接影响食欲。有时我们可能明明只吃了一点点东西，就有饱腹感，不管面前的食物多么色香味俱全，都提不起兴趣。不仅如此，吃下去的那一点点食物还不容易消化，常常出现胃胀、消化不良、泛酸、呃逆等问题。这其实都是在提醒我们，身体发出了"脾虚"的信号了。

2. 舌苔白腻

正常的舌头表面为淡红色，上面有一层薄薄的白苔，看上去润泽、干净。但如果你的舌苔看上去又厚又腻，有时舌头两边还有齿痕，那么你就要注意了，这是"脾虚"的信号。

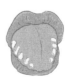

3.饭后困倦

有些女性朋友发现，自己刚吃完饭就会感觉疲倦、犯困，必须躺下睡一会儿才行。这也是脾虚的信号。因为人在进食后，体内血液大部分都会流向脾胃用于消化食物，大脑供血不足，这时自然就会疲倦、犯困。

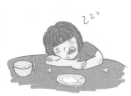

4.容易疲劳

脾主四肢、肌肉。当脾的功能正常时，消化食物的速度会比较快，身体也能获得充足的营养，从而维持各个机能的正常运转。但如果脾胃功能下降，无力化生气血，四肢、肌肉等都得不到充足的营养，所以也会经常感觉浑身乏力、容易疲劳，做什么事情都提不起兴趣，或者冬季容易手脚冰冷，夏季容易怕热。

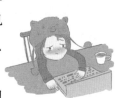

5.大便溏泄

脾胃除了运化水谷，还会运化水湿。如果脾胃的功能受损，不能够正常化湿，湿邪聚集在体内，时间久了，水湿下注肠道，阻碍下焦，就出现了大便溏泄的症状了。

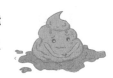

6.身体肥胖

身体肥胖几乎是所有女性都无法忍受的问题，虽然导致女性肥胖的原因很多，但对大多数女性来说，肥胖的根本原因就在于脾失健运，导致身体水湿运化和排泄功能下降，体内代谢产物无法及时排出，化为痰湿。湿气重的女性又大多偏好重口味，这又反过来加重痰湿，使女性身体水肿、疲乏无力、气色不佳，人也越来越胖。

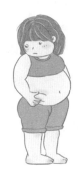

◎不吃早饭不利于减肥，还伤脾

有些女性朋友认为不吃早饭有助于减肥，这是非常错误的观点。上午是人体阳气最旺盛的时候，食物很容易消化，为身体提供能量。如果不吃早饭，一上午脾都在空运化，完全没有东西输送给其他脏腑，人就会感觉不舒服，比如出现头晕、恶心等现象。所以早饭一定要吃，并且还要吃好，这样才能保证脾的正常运化，保证人体的正常运转。

那些容易伤脾的坏习惯

中医认为，不伤害就是最好的保护，对脾也是如此。但是，一些女性朋友不注意生活习惯，有时在不知不觉中就伤到了脾，比如下面这几种常见的坏习惯。

1.饮食口味过重

一些辛辣、肥腻的重口味食物，偶尔吃一次有助于开胃除湿，促进食欲，但经常吃，或者一次吃太多，就容易损害脾胃的功能。

2.经常吃生冷食物

中医认为，脾一怕生，二怕冷，三怕撑，其中尤以生冷食物最伤脾胃。经常进食各种生蔬果、冰镇饮料、冰淇淋、凉茶等，就会将寒气带入体内，加重脾胃虚寒，尤其是经期、孕产期女性，更不宜经常食用生冷食物。

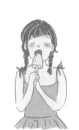

另外，经常饥一顿饱一顿的饮食习惯，也容易损伤脾胃。

3.主食吃得过少或不吃主食

《黄帝内经》中指出"五谷为养"，意思是要以五谷为主要食物，蔬果、肉类等都要排在后面。因为主食消化起来最容易，会最低限度地消耗脾气，从而能防止脾胃受伤。而肉类和水果，湿气重，都会加重脾胃的负担。经常不吃主食，也会导致脾虚。

4.思虑过度

脾在志为思，"思出于心，而脾应之"。正常的思考，对人体无不良影响，但思虑过度、所思不遂，就会影响脾胃的运化，出现不思饮食、没有食欲的现象。

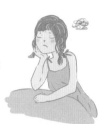

爱美的女性一定要照顾好自己的脾，远离那些伤脾的坏习惯。脾是气血之主，养好了它，你才会更年轻、更漂亮、更健康。

02 减肥不当，脾虚湿盛更显胖

在接诊中，经常有些女性患者跟我说，自己很想减肥，但是明明每餐吃得很少了，每天还坚持运动，怎么就瘦不下来呢？有的还说自己越减越肥，这到底是咋回事？

我之前接诊过一位中年女性患者，她身材比较胖，但精神却是一副萎靡不振的样子。

她告诉我说："医生，我近半年来体重一直增加，我就想少吃点，减减肥。我整整坚持了一个月，天天吃青菜，不吃碳水，不吃肉，每天饿得头晕眼花的，可体重却一点儿没降，太让人绝望了！我这'肥'为什么就减不下来呢？"

我给她仔细检查了一下，问她："你是不是每天感觉又累又乏，全身没力气？还有你的大便怎么样？"

她说："肯定乏呀，每天都不吃饭，哪能不乏？大便也不成形……"

由此我推断，她根本不是单纯性肥胖，而是由脾虚湿盛造成的，光靠节食、运动来减肥根本没效果。

那么，脾虚为什么会导致肥胖呢？通过节食、运动的方式减肥，又为什么减不下去呢？

要回答这两个问题，我们就要弄清楚脾虚湿盛是怎么回事。

什么是脾虚湿盛

脾是人体运化水谷、代谢水液的器官，它的主要功能是促进食物的消化吸收。通过脾的运化，食物可以转化为精微物质，这些物质和水液一起通过五脏六腑的协调作用输送到全身，供应人体需求。

但是，当脾虚时，脾对食物的运化和代谢能力就会下降，导致人摄入的能量过多地留存在体内，人就会变胖。如果出现水液代谢异常，水过多地堆积在体内，就会生痰、生湿，这就是脾虚湿盛。

脾虚湿盛型肥胖也是生活中最常见的一种肥胖类型，这类患者肥胖的特点是腰围增粗，肉松下坠，还经常感觉身体沉重、倦怠乏力、头晕、胸闷、不思饮食。我们常说"十个胖子九个虚"，这里的"虚"指的就是脾虚。

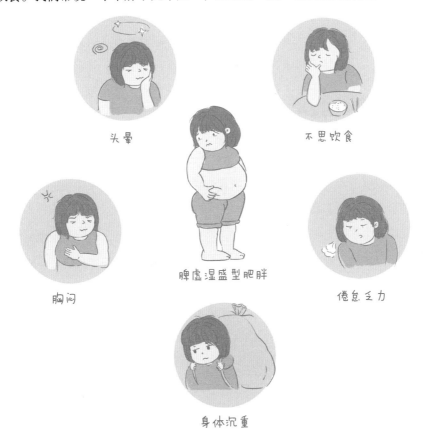

头晕

不思饮食

脾虚湿盛型肥胖

胸闷

倦怠乏力

身体沉重

◎ "喝凉水都长肉"的人是典型的脾虚湿盛

我们常听说有的人"喝凉水都长肉"，这种人就是典型的脾虚湿盛，古文里说"少食而肥"即是如此。除了特别容易发胖外，脾虚湿盛的人还有一个明显的特点，就是肌肉无力，也就是所谓的"肥而四肢不举"。看起来很"壮"，但身上长的却不是肌肉，而是脂肪，所以运动起来也感觉没力气，往往动几下就很累。对比看看，你是不是这样的人呢？

🔍 脾虚湿盛者如何科学减肥

脾虚湿盛的女性朋友减肥总是不成功，是因为"脾虚"这个问题不能通过单纯的节食、运动等方式来改善，你可能不知道的是，节食还容易加重脾虚症状。所以这类女性朋友会发现，自己刚开始节食减肥时有点效果，但很快效果就不明显了，或者体重很快又反弹回来了，根本减不下去。

要想把"肥"减下去，首先要让你的脾气恢复到正常状态，通过补气、健脾、化湿的方式调理身体。

1. 通过饮食调理脾胃

脾虚湿盛的女性朋友不宜通过刻意节食的方式减肥，如果你用这种办法减肥，就会发现，就算每天吃得再少也瘦不下去。因为脾虚本身就是中气不足，自身代谢能力下降，如果再过度节食，就会加重中气不足，导致脾虚现象更加严重。所以，这类女性想要减肥的话，就必须先通过合理的饮食来补养脾胃。

《黄帝内经》中指出，粮食中的"五谷"都入脾经，"五谷"包括稻、黍、稷、麦、菽，也就是我们常吃的大米、黄米、小米、小麦和黄豆。脾胃不好，以及因脾胃功能不好而气血不足的女性，平时应该多吃这五类食物。中医认为，小米和黄米性温、味辛，比较适合早晨吃，所以早上喝一碗小米粥可以很好地滋养脾胃。

另外，红豆、山药、薏米、扁豆等食物，对健脾祛湿也很有好处，女性经常食用，可以排出体内的湿气，有效保护脾胃，促进肠胃蠕动，使肠胃恢复正常的消化和吸收功能。

这里给大家推荐一款健脾祛湿的茶饮，喝这款茶虽然不能直接减肥，却能有效地祛除体内湿气，提高减肥效果。

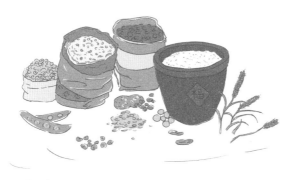

◎山药薏米芡实粥

做法：取糯米 30 克，薏米 30 克，芡实 40 克，铁棍山药 30 克。先把糯米、薏米和芡实一起淘洗干净，加适量水，大火烧开，然后改中火煲 15 分钟。将铁棍山药削皮切断，放入粥锅内。也可以根据个人喜好，加适量冰糖，再改小火熬 30 分钟左右，即可食用。

功效：山药、薏米、芡实是同气相求的"兄弟"，都具有健脾、祛湿、养胃的功效。

2.适度运动

一般脾虚湿盛的肥胖女性都不太喜欢运动，这也使得她们的身体代谢率偏低。中医认为，脾主四肢肌肉，通过运动可以提高脾的运化功能，达到健脾祛湿的作用。所以，建议想要减肥的女性一定要动起来。

如果你时间自由，在每天上午的 9 ~ 11 点进行运动的话，就能够借助天时养护脾胃，健身效果也是最好的。对于运动项目，可以根据自己的喜好，选择快走、慢跑、打球、游泳、瑜伽等，每天坚持 30 分钟 ~ 1 小时，循序渐进地进行，有很好的健脾强身的效果。如果你工作较忙，没有集中锻炼的时间，也可以利用闲散时间，比如工作间隙、上下班路上等，让自己动起来。

3. 服用健脾祛湿类的药物

很多女性都服用过减肥药物，但不良反应较大，效果还不见得明显，其实，如果你是因为脾虚湿盛导致的肥胖，直接服用减肥药物倒不如在医生的指导下服用一些能从根本上改善脾虚的药物，这样既有助于调节脾气，还能意外收获减肥效果。

◎有利于调节脾气的中成药物

一些中成药物具有补益脾胃的功效，它们的减肥效果也是通过让脾气强健来实现的。表面看这些药物有助于减肥，而实际是在调节脾虚湿盛给身体造成的影响。这类药物包括补中益气丸、参苓白术散、五苓散等。但在服用时，一定要遵循医嘱，只有在对症的情况下才能服用，否则药不对症，反而可能给身体带来伤害。

03 思虑伤脾，情绪不好老得快

不少女性朋友可能都有过因为某件事而茶不思、饭不想的时候，有句词说"衣带渐宽终不悔，为伊消得人憔悴"，从中医角度来说，这些都是思虑过度造成的。

情绪是如何影响到脾的

中医将情绪分为五志，即喜、怒、思、忧、恐，分别对应心、肝、脾、肺、肾。其中，"思"出于心而脾应之，长期的思虑、思念过度，情绪不佳，不但会伤及心神，还会伤到脾气，导致"气结"，气机不畅，出现食欲下降、脘腹胀闷等症状，影响脾的正常升清和生化气血功能，引发各种疾病。对女性来说，脾功能受阻，还会引发各种内分泌问题，导致女性出现面色萎黄、皮肤松弛、胸部下垂、肥胖等衰老的症状。

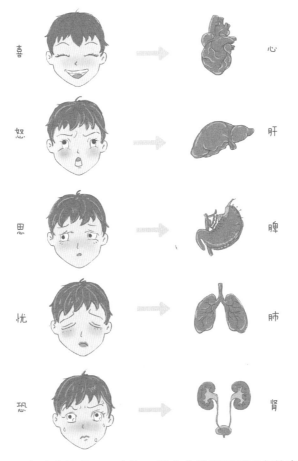

喜 → 心

怒 → 肝

思 → 脾

忧 → 肺

恐 → 肾

衰老几乎是每个女性的"心病"，所有女性都想要不老的容颜和完美的身材，想要延缓衰老，就要积极调整情绪，让自己心情舒畅，戒除无谓的思虑。少思寡虑，心气开通，脾气也可以得到生发，人自然就会变得有精神、显年轻。

◎脾在窍为口，在液为涎

如果脾发生病变，就会从饮食口味中反映出来，比如出现食欲不振、口腔异味等。如果是湿气过重困脾，导致脾失健运，嘴巴里就会有甜、黏的感觉，同时嘴唇也会淡白无光泽。而"在液为涎"是说脾的状况从口水上也能体现出来，正常情况下，"涎液上行于口，不溢于口外"，如果脾胃失和，就容易导致口水分泌增加，出现口水不受控制地自己流出的现象。如果女性朋友发现自己经常流口水，也要多关注是不是脾出了问题。

远思虑，养脾气

1. 让自己保持好心情

中医认为，"肝木克脾土"，凡是导致肝气不舒的习惯，都会不可避免地伤脾，比如经常生气、情志不舒畅、不吃早餐、熬夜等，都会影响肝气舒发，进而伤脾。

但是，人在开心、愉快的时候，肝气就能正常舒发，脾也就能畅通无阻地运行，因此保持好心情能够强化脾胃功能。

女性朋友要想保持美丽的容颜，就要学会调整心态，让自己每天保持好心情，有事没事多笑一笑。情绪好了，还能促进全身的血液流动。脾的气血充盈，女性才有润白的肌肤和凹凸有致的身材，整个人才会显得青春、有活力。

2. 多吃让人快乐的食物

一些美味的食物可以调节情绪，舒缓心情，让女性朋友感到放松和快乐。

南瓜：南瓜性温、味甘，入脾、胃二经，可以补中益气，南瓜中还富含维生素 B_6 和铁，经常吃，可以帮助我们获得好心情。

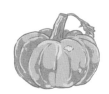

香蕉：香蕉气味清香，口感甜糯，营养丰富，香蕉中镁的含量丰富，镁具有振奋情绪的作用，能帮助我们放松心情。此外，香蕉中还含有色氨酸和叶酸，这些物质可以帮助大脑产生 5- 羟色胺，改善忧郁烦躁的心情。

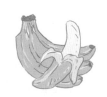

糙米：糙米性温、味甘，归脾、胃二经，常吃可以健脾养胃、补中益气、调节五脏。糙米中丰富的叶酸和泛酸还具有稳定情绪的作用，而其中的生物碱则有助于让人们摆脱抑郁情绪。

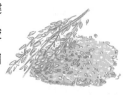

鸡肉：鸡肉性温、味甘，归脾、肾二经，经常食用可以温中补气，健脾养胃。鸡肉中脂肪含量低，想要减肥的女性朋友经常吃它，不但能为身体补充充足的蛋白质，还能缓解焦虑、不安情绪。

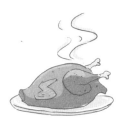

在这里给大家推荐一款美食，叫鸡肉番茄羹，这款汤羹不但可以健脑养心，还有补益五脏的功效。

◎鸡肉番茄羹

做法：鸡脯肉30克，番茄1个，盐、水淀粉、香油和清水各适量。把鸡脯肉洗净，切末；番茄洗净，去皮去蒂，切丁。把锅置于火上，加入鸡肉末、番茄丁和适量清水，大火煮开，再转小火煮10分钟，加盐调味，再用水淀粉勾芡，最后淋上香油，即可食用。

功效：鸡肉中含有多种有益于大脑和脾胃健康的营养物质，如蛋白质、B族维生素、卵磷脂、铁等，可以健脑静心、安五脏。

04 食疗健养脾胃，抵抗衰老更实际

我有一位女性朋友，特别喜欢吃冷饮，不管是夏季还是冬季，经常买冷饮吃。我劝她少吃，她说自己就好这口，感觉吃完特别解压。

但是从去年开始，她经常闹胃痛，不但食欲差，吃点东西就感觉胃胀，偶尔还会出现大便溏稀的症状。于是她来找我，我告诉她，这是脾胃受损了。如果不及时调理，会越来越严重，甚至引起其他病症。我给她开了一些药物，同时嘱咐她，一定要注意饮食，短时间内不能再吃冷饮。

健养脾胃最好的方法就是食疗。从中医上来说，脾属土，与五色中的黄色相对应，所以你要健养脾胃，平时就应该多吃从地里长出来的黄色食物。不过，一年之中不同的季节，养护脾胃也是有所侧重的。

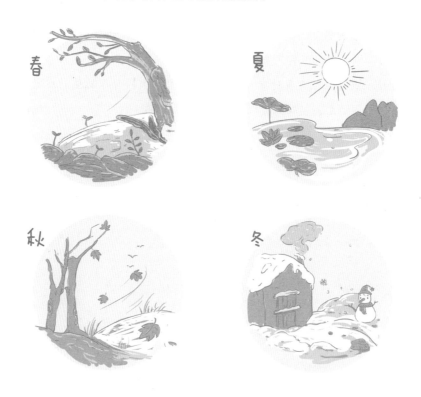

春养脾胃省酸增甘

春应肝气，春天肝气偏旺。中医学认为，五味入五脏，酸味入肝，所以春天来临时，如果你同时吃较多的酸味食物，就会增强肝气的升发作用，使本来就偏盛的肝气变得更加亢盛而伤脾。脾失健运时，就会令女性表现为面色发青或发黄、皮肤干涩而失去光泽。

孙思邈在《千金方》中说："春七十二日，省酸增甘，以养脾气。"所以在春天，你可以在减少吃酸味食物的同时，适当多吃一些甜食，以滋养脾气。同时，还要少吃辛辣、油腻的食物，避免助阳外泄，肝升发太过而克制脾。当然，生冷、过硬的食物也尽量不要吃。

一般情况下，我建议女性朋友在春季时经常用山药、红薯、玉米、南瓜、茯苓、芡实、大枣、小米等煮粥食用，可以起到很好的健脾补气功效。

◎春季不同时段的饮食变化

早春为冬春交替之时，气温仍然较低，人体消耗热量较多，这时最好吃一些热量较高的食物，如蛋类、肉类等，同时注意保暖。到了春季中期，气温忽冷忽热，变化较大，我们可以在气温较高时吃得清淡一些，少吃肉类。晚春为春夏交替之时，气候偏热，也要多吃清淡易消化的食物。

夏养脾胃祛湿少寒

中医讲，五脏应四时，而脾与四时之外的"长夏"相应，且脾主运化，补给全身，与土能载物、生化的道理是一样的。我们知道，长夏时节是土地最有生机的时候，所以夏季也是健养脾胃的时机。

但是，夏季天气炎热，尤其到了七八月份，天气以湿热为主，让人感觉很不舒服。而脾喜燥恶湿，湿热会直接影响到脾，使脾的运化功能受到损伤，进而出现食欲不振、头晕、烦躁、恶心等症状，中医称之为湿困脾胃。

所以，在夏季饮食时，女性朋友应该以健脾、清热、利湿、祛暑的食物为主，不要吃得过于丰盛，首选清淡、富有营养又易消化的食物，如绿豆、红豆、冬瓜、薏米，以及各种新鲜的蔬菜、水果等，少吃油腻、辛辣、难以消化的食物，并且不要吃过于寒凉的食物，如冰淇淋、冰镇饮料等。根据中医理论，夏季阳气由体内转向体外，脾阳虚弱，如果再吃很多寒凉食物，使本来脾胃虚寒的人就会寒上加寒。脾胃受伤了，体质就会变差，各种毛病也容易找上身。

◎薏米赤小豆粥

做法：取薏米100克，赤小豆50克，冰糖适量。将薏米用小火炒至微黄色，同时将赤小豆用清水浸泡2小时，然后将两者一同放入锅内，加水以大火烧开，转小火熬煮2小时左右，加冰糖调味即可食用。

功效：薏米的主要功效是健脾祛湿，赤小豆可以利水消肿，两者同煮后食用，可以健脾祛湿，还具有一定的减肥功效。对于女性因体内湿气过重而引起的肥胖，减肥效果很好。

秋养脾胃宜温增酸

秋季天气由热转凉，阳消阴长，人体的阳气也开始变弱，脾胃功能也随之变弱，所以脾胃虚弱的女性朋友在饮食上要注意多吃温热的食物，少吃寒凉之物，以颐养脾气。如果仍然像夏季一样，吃一些寒凉、生冷的食物，就容易导致湿邪内蕴，毒滞体内，引起腹泻、痢疾等病症。我们常说"秋瓜坏肚"就是这个道理。

秋季养护脾胃应遵循"滋阴补气"的原则，建议女性朋友多吃些糯米、小米、小麦、黑豆、荞麦，以及鸭肉、鲫鱼、丝瓜、莲子、百合、莲藕、黑芝麻、银耳。可以煮百合莲子粥、黑芝麻粥、小米银耳粥、鲫鱼汤等。此外，还可以适当多吃些有酸味的果蔬，如菠萝、石榴、柑橘等，但山楂一次不要吃太多。

◎**立秋喝黄芪粥，祛湿补气正当时**

立秋时节，我推荐女性朋友喝点祛湿补气的黄芪粥。因为经过漫长的暑夏，我们的气血多少都会有些亏虚，同时立秋后还有一段时间，就是"长夏"，使人体内湿气不易排出。黄芪偏温热，可补脾气、祛脾湿，适当喝一些，对女性补气祛湿有好处。

◎**黄芪粥**

做法：取黄芪150克，大米250克。先将黄芪放入清水内浸泡30分钟，再置于锅上，大火烧开后，转小火煮30分钟，将煮出来的汁液滤出备用。再在黄芪内加入等量的清水，烧开后再煮15分钟，再次滤出汁液。之后重复煮一次，然后将煮过三遍的黄芪渣倒掉，将汁液混合，放入冰箱内保存。每次煮粥时，取三分之一的黄芪水，加入100克大米，加适量水，煮成粥后即可食用。

功效：健脾益气，暖胃祛湿。但是，由于黄芪偏温性，有阴虚内热或感冒、咳嗽、痰多的女性朋友不宜食用。

冬养脾胃祛寒养阳

一到冬天，很多女性朋友稍微受点寒，就感觉肚子不舒服，容易腹泻，这其实是脾胃受寒造成的。如果不及时调理，就会造成脾阳受损，脾胃功能失调，引发各种脾胃问题，甚至全身性疾病。

所以，在冬季一定要注意保暖，适当多吃些具有温阳补脾功效的食物，如羊肉、泥鳅、大枣、桂圆、枸杞、糯米等，以及白萝卜、韭菜、油菜、木耳等滋阴的食物。

需要注意的是，冬季虽然可以适当进补，但冬季还是沿袭了秋季的干燥，所以我们在冬季补养身体时，也要避免大补，如果吃太多燥热、肥腻的食物，反而会损伤脾胃。

◎桂枣山药汤

做法：山药300克，桂圆10颗，大枣3～5枚。将山药去皮，切丁，与洗净的大枣一同放入清水内，大火烧开，转小火慢煮。等山药煮至熟软时，加入桂圆，将桂圆煮至散开时，就可以盛出食用了。

功效：山药具有补脾和胃的功效，桂圆、大枣都有补气血、健脾胃的作用，一起食用，可以温暖脾胃，强身健体，非常适合女性朋友。

05 对症按摩，健运脾胃来补气

一般来说，如果女性朋友出现面色萎黄、疲倦乏力、食欲不振、少气懒言等脾胃虚弱的问题，到医院检查，可能又达不到服药治疗的程度，这时除了可以通过饮食调养外，还可以搭配一些健运脾胃的按摩手法。

按摩相应穴位，健运脾胃

1.三阴交穴

三阴交穴位于小腿内侧，内踝尖上3寸、胫骨内侧后缘，它属于足太阴脾经的腧穴，是肝、脾、肾三阴经的交汇点。中医认为，肝藏血，脾统血，肾藏精，所以三阴交穴也可以说是我们身体自带的"百万财产"。好好利用这笔"财富"，可以让女性朋友的身体变得更好，衰老来得更慢。

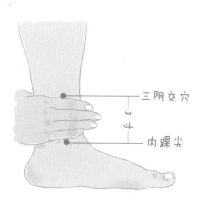

◎取穴及按摩方法

在取穴时，我们最好正坐在椅子上，屈膝，除大拇指外，其他四指并拢，横着放在足内踝尖（脚内侧内踝骨最高处）上方，小腿中线与手指的交叉点，就是我们要找的三阴交穴。找准穴位后，便用中指或拇指的指腹按压；也可以握紧拳头，有节奏地叩击穴位。每天早晚各一次，每次每侧各做10分钟，可以起到调脾胃、益肝肾，排出身体内湿气，延缓衰老的作用。

2. 足三里穴

足三里穴位于外膝眼下3寸，胫骨外侧约一横指（一横指是一根中指的宽度）处，它属于胃经腧穴，中医认为："若要安，三里常不干。"所以足三里穴也是我们身上强健身心、调养脾胃的要穴。

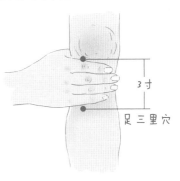

3寸

足三里穴

◎取穴及按摩方法

在取穴时，我们正坐在椅子上，屈膝90°，让两只手的手心分别对准同侧髌骨（即左手对左腿，右手对右腿），手指朝下，无名指指端下方与中指平行的地方，就是足三里穴。

按摩时，我们可以用中指指腹用力按压穴位，也可以握紧拳头叩击穴位。如果你的穴位处产生酸、痛、胀、麻的感觉，就说明按揉起作用了。每天早晚各按揉5～10分钟，坚持下来，可以促进气血运行，健脾养胃，增强正气。如果你有胃胀、反酸、呕吐、腹泻或便秘等问题，只要经常按揉足三里穴，就能有效缓解症状。

3. 天枢穴

天枢穴位于肚脐两侧旁2寸处，它属于胃经腧穴，因而也是调理脾胃的好帮手。平时在工作和生活中，如果遇到消化不良、排便不畅或是月经不调、痛经等困扰，按摩一会儿天枢穴，往往能有效缓解不适症状。

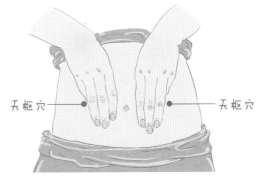

天枢穴　　　　　　　　　　　　天枢穴

◎取穴及按摩方法

取穴时，我们可以采取坐位或仰卧位，然后让双手手背向外，大拇指和小指弯曲，中间三指并拢，用食指的指腹贴在肚脐上，这时无名指所处的位置就是天枢穴。

在按摩时要注意，一定要让食指、中指和无名指三根手指同时垂直向下，并向外揉压，着力点是在中指的指腹上。每天早晚各按摩一次，每次5～10分钟，坚持下来，就能有效促进肠胃蠕动，促进消化。不仅如此，女性朋友经常按揉天枢穴，还能起到一定的减肥作用呢！

4. 阴陵泉穴

阴陵泉穴位于小腿内侧，膝关节向下与胫骨内侧之间凹陷的位置，属于足太阴脾经的腧穴，健脾、祛湿效果极佳。很多女性朋友因脾虚引起的气血不畅、容易肥胖，或是因为工作需要经常站立，导致下肢肿胀等症状的，坚持按揉阴陵泉穴都可以有效缓解。

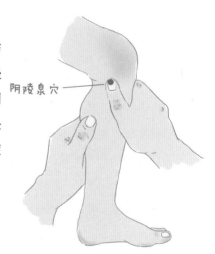

阴陵泉穴

◎取穴及按摩方法

取穴时，我们可以采取正位或仰卧位，找到小腿内侧的凹陷处，用大拇指垂直按压5分钟左右，每天早晚各进行一次，最好两条腿依次按摩，坚持下来，可以促进全身气血循行，既能健脾理气，祛除体内的脾湿，缓解因湿气过重引发的一些病症，还能通经活络，缓解一些常见疾病的症状如关节炎、腿痛等。

按摩腹部，揉出好脾胃

按摩腹部被认为是健运脾胃最简单有效的方法，即使你完全不懂按摩手法，感觉胃部、腹部不舒服时，随便动手按摩一会儿，也能起到一定的缓解作用。这是因为腹部被喻为"五脏六腑之宫城，阴阳气血之发源"，腹部有肝、脾、肾等脏器，按摩腹部可以起到调节肝、脾、肾的功效，有助于柔肝和胃、健脾养肾，调整气血，改善脏腑功能，就像孙思邈所说的那样："腹宜常摩，可祛百病。"

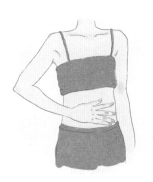

◎按摩腹部的手法

按摩腹部可以自己进行，也可以请家人帮忙，一般取仰卧位，双膝屈曲，身体放松。然后，用一侧手掌或双手相叠绕着肚脐位置轻轻按揉。可以先沿着顺时针方向，先轻后重按摩50次，再沿着逆时针方向以同样力度按摩50次。整个过程中，力度要适度，并且保持呼吸自然、平稳。

对于女性朋友来说，每天按摩腹部不但能改善脏腑功能，还有一个更令人惊喜的功能，就是减少腹部脂肪的堆积，让腹部更加平坦。经常以快慢、轻重不同力度按揉腹部，可以刺激末梢神经，促进腹壁毛细血管的畅通，从而促进脂肪消耗，使腹部脂肪逐渐减少，达到消脂减肥的效果。

第三章
补气血：气血充实更年轻

01 血是气之根，血足的女性气才旺

女性朋友很喜欢听到的一句话就是"你最近的气色很好"。气色好，就意味着皮肤白里透红，有光泽，漂亮。如果气色不好，那么，就会面色枯槁晦暗，过早出现皱纹，脸上的皮肤色素沉积，出现黄褐斑、老年斑等，头发也可能脱落不少。

那么，气色好不好跟什么有关呢？

气色好，先养血

有一本中医古籍叫作《本草衍义》，其中提到："夫人之生以气血为本，人之病未有不先伤其气血者。"就是说人是以气血为根本的，如果生病了，气血必然会首先受损。女性的月经、怀孕、产褥、哺乳均是以血为用，若不注重养血，易造成血虚，会影响健康和容颜，气血充盈畅通，才能身体健康，红光满面。

1. 月经调和最重要

由于女性生理结构的特殊性，一生都在和气血"较着劲儿"，因血是气之根，说白了，是与血"较着劲儿"，这就不得不提到月经。从女性发育进入青春期起，每月出现一次子宫内膜脱落出血，称为月经。从中医角度来看，月经的来潮与"天癸"的至与竭有密切关系，"天癸"一词出自《黄帝内经》："女子二七而天癸至，任脉通，太冲脉盛，月事以时下，故有子。"天癸，即是先天的精气，月经是先天的精气化成，等到女性14岁时，气血充足了，月经就按时来临，这样才能生育子女。可以看出，气血充盈，月经规律，意味着女性具备正常的生殖功能，这一点也会反映在面色上。

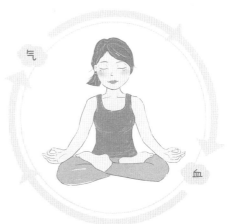

◎女性一生月经流出的血总量

在经期流出的血总量大概有多少呢？正常情况下，女性12～14岁月经初潮，刚开始的月经周期并不规律，1～2年后才会慢慢变得规律，大部分女性会在49岁左右逐渐停止来月经，停经后的时期称为绝经期。据调查统计，女性每次月经的流血量约75毫升，一名女性的经期按30年计算，总出血量约为27 000毫升（不包括分娩出血），这相当于5.5个体重为60千克的人体内的全部血液量。这个数字还是挺惊人的！

2. 孕产哺乳时更需要养血

女性怀孕时，子宫里的小生命通过脐带和胎盘，吸收母体的养分，而母亲则是通过血液将营养带给胎儿。母亲一个人的血，同时供应两个生命所需，所以怀孕时一定要注意养血，避免血虚给母子健康造成危害。

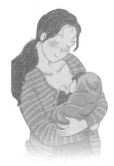

我们常说"孩子的生日是母亲的受难日",这句话一点儿也没有夸张!生孩子时,由于胎盘从子宫剥离,产妇一般会有约 200 毫升的生理性出血,若遇难产等意外,产妇发生病理性大出血,失血量会更多。因而,在生产前,孕妇也需要格外注意养血和补血,以最好的状态来迎接这一场挑战。

新生儿需要喝奶,虽然奶水看上去是白色的,却是血液生化而来的。很多新手妈妈奶水不足,除了喂养方式不当、新生儿吸吮次数不够外,还有很大的可能是气血不足。所以,女性产后,除了要吃通乳的食物,还要搭配一些补气血的食物,这样能让奶水更充足。

3. 血虚会产生的问题

血虚不能养心,便会产生心悸、失眠等不良症状。血虚不能滋养头目,上荣于面,会出现头晕眼花、面色苍白、毛发枯黄等症状。如果血虚经脉失于充养,可引起皮肤粗糙、手足发麻、月经不调、性欲降低、早衰易老等。

因此,早在两千年前,中医就倡导"男重气,女重血""妇人以血为本"的原则。养血不仅是正常的生理需要,也是呵护健康美丽的重点!

女性养血,需注意以下几点

1. 调节心态,乐观处世

中医认为"肝藏血",肝气条达,气血才能通畅。有很多女性容易伤感、抑郁,尤其是在月经前,常常容易"情绪爆炸",这就是中医经常提到的"肝郁",肝气郁结不能舒发,气血也会瘀滞。想要养气血,首先要让自己变得乐观起来,多用微笑面对世界,自然气血畅通、面色红润。

2.多吃养血食物

多吃养血的食物,比如大枣、红糖、樱桃、玫瑰花、猪瘦肉、猪肝、鸭血等。另外,还要注意补气,气能行血摄血,想要血行通畅,气也要养好。因此,参类、小米等各种补气的药膳也可以选择。

在这里给大家推荐一款简单的补血粥,有兴趣的女性朋友不妨试试。

四红补血益颜粥

做法:血糯米50克,大枣10枚,玫瑰花10克,红糖适量。将血糯米淘洗干净,用清水浸泡4~6小时,后倒入砂锅,加适量水,大火煮沸后继续中火煮20分钟,再加入大枣,中火煮20分钟后,改为小火熬1小时。最后,放入适量红糖和玫瑰花,稍煮,即可食用。

功效:此粥有益气活血、补血养颜之功效。

血糯米是滋补气血的"上等佳品",可以益气养血。大枣是健脾益气养血的"名优产品"。玫瑰花疏肝活血,加入此粥中,能够有效改善肝郁气滞,气血活,自然健康漂亮!最后加入红糖调味,一是丰富口感,二是增强补血效果,红糖有健脾益气、活血养血的作用。此粥香甜可口,可以隔三差五地吃,对女性朋友养生很有益,如果你发现自己气血较虚弱,又不知道怎么补益,不妨将此粥列入日常的饮食中,经常食用,必定能为你的健康美丽加分。

◎血糯米不是想吃就能吃

血糯米不是任何人在任何时候都能吃的:如果你月经量过多,就要小心了,最好不要吃血糯米,实在想吃的话,可以提前问问你的医生;如果你正处于孕期,也不能吃血糯米。

3. 注意保暖

不要盲目地追随"潮流"生活方式,少吃冷饮,少穿露脐装,避风寒之邪……尤其是在女性的特殊生理期,如经期、孕产期等,谨记这些健康建议,还是很有必要的!

4. 保持生活规律,按时作息

不熬夜,做到起居有常;三餐有时,食量有度,按"中国居民膳食宝塔"的建议来安排一日三餐,同时远离烟酒,忌饮浓茶;每天安排 30 分钟至 1 小时的运动;做到有病早查早治。一年 365 天,天天坚持,自然会使体内的气血充盈,健康美丽长相伴!

02 胖补气、瘦补血,不胖不瘦靠调理

很多女性朋友发现这样一种"不公平"的现象:有的人怎么吃都不胖,经常吃大鱼大肉、零食、巧克力,仍然很瘦;而有些人明明已经吃得很少了,体重仍然控制不住,简直就是"喝口水都长肉",这是怎么回事呢?

前几天,有个女孩来找我,说自己最近感冒反反复复,总也不好,让我给看看。

我一看她,身材比较臃肿,但看起来又很疲倦,一副没精打采的样子。我问她:"除了感冒外,平时还有其他不舒服的地方吗?"

她说:"我经常感觉胸闷、气短,还头晕,迷迷糊糊的,感觉干啥都没精神……医生,这跟我减肥有关吗?"

我给她把完脉后,告诉她:"你有些气虚,所以常常感觉身体疲乏无力。"

"那怎么办呢?"

我说:"气虚自然是要补气了,而且你想减肥就更要先补气。气补充足了,你才可能减下肥来。"

其实不光肥胖的人经常会因为减肥失败而烦恼，那些原本很瘦的人，身体也经常会有很多不适。实际上，胖或瘦并不是吃多吃少的问题，而是与人的气血有着密切的关系。如果你想要不胖不瘦、健康苗条的身材，就离不开科学的调理。

气虚则胖，需要补气

很多女性朋友之所以"喝口水都长肉"，并不是身体真的长肉了，根源在于气虚。气虚是指人体内的气运行起来力量不够，此时气化功能减弱，多余的脂肪和其他废物不能正常代谢，积聚在体内，人自然就胖起来了。所以，如果你想成功减肥的话，就不能光靠节食、运动、吃减肥药，而是先弄清肥胖的根源，从内对症施法，把气补好了，减肥才能有效果。

不过，胖人虽然必定气虚，但肥胖却不一定是只由气虚导致，实际上，肥胖有四种类型，分别为气虚型肥胖、阳虚型肥胖、痰湿型肥胖和湿热型肥胖，除了第一种的气虚是原发性的，后面三种都是因为各种因素导致体内的气不足或气运行不畅，而使得人变胖的。我们也可以根据这几种不同情况表现出来的症状，判断自己属于哪一类型的肥胖。

1.气虚型肥胖

这种肥胖主要是因为人体内的气本来就不足，气化功能较差，无法代谢掉体内的脂肪和其他废物，最终导致肥胖。气虚型肥胖的女性朋友，会经常感觉胸闷气短、头晕健忘，身体经常感觉很疲倦，不爱说话，也不爱运动，整天没精打采的，说话也是有气无力。

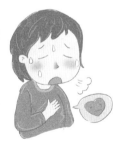

气虚型肥胖的女性朋友平时饮食应适当增加健脾益气的食物，如猪肉、鸭肉、甲鱼、小米、玉米、黑木耳、胡萝卜、银耳、番茄、莲藕、黄瓜、丝瓜、香菇等，同时少吃性温燥热的韭菜、辣椒、大葱、羊肉等食物，防止损伤津液。

2. 阳虚型肥胖

阳虚型肥胖是因为身体的阳气较弱，导致气化功能也随之变弱，进而出现肥胖。阳虚型肥胖者的主要表现是怕冷，尤其到了冬天，感觉特别难熬，睡眠质量也不高，一觉醒来总感觉手脚冰凉。此外，还有小便清长、大便溏薄等症状，稍微吃点冷食就会拉肚子。有的女性朋友还容易出现痛经。

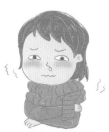

如果你是这种类型的肥胖，在饮食方面可以适当多吃些甘温益气的食物，如羊肉、鳝鱼、韭菜、萝卜、大葱、核桃、栗子、花生、黄豆等，这些食物有助于提升阳气。

◎阳虚型肥胖注意起居保暖

属于阳虚型肥胖的女性朋友，秋冬季节一定要注意保暖，多到户外晒太阳，或进行一些运动，如散步、慢跑、太极拳、健身操，夏季避免长时间在空调房中待着。平时也可以自行按摩足三里、气海、涌泉等穴位，有助于补肾助阳。

3. 痰湿型肥胖

痰湿型肥胖是我们身体内的气本来不虚，但由于体内痰湿过重，阻碍了体内气的运行。气不通畅，无法代谢多余脂肪，人就变得越来越胖，身上的肉松松垮垮的。除此之外，人还会经常感觉胸闷、痰多，肢体不爽，身体发沉。

对于痰湿型肥胖类型的女性朋友，最关键的是要健脾、祛湿、化痰。在日常饮食方面，我建议你首先减少荤食和甜食，尽可能先吃一段时间的素食，以化痰祛湿，疏通气血。在此基础上，适当增加冬瓜、白萝卜、赤小豆、薏米、枇杷等食物，这些食物可以健脾化湿、宣肺利尿。

◎运动改善痰湿型肥胖

运动也可以在一定程度上改善痰湿型肥胖的状况。运动时，我们的身体会出很多汗，不但能帮助身体祛湿，还能消耗体内多余的脂肪和热量。一般来说，每天散步或慢跑1小时，长期坚持，就能收到不错的调养和减肥效果。

4.湿热型肥胖

湿热型肥胖是体内湿与热相结合，阻碍了体内气的运行而导致的肥胖。不过，湿热型肥胖与"虚胖"不同，湿热型肥胖是结实型的，浑身上下，一眼望去全是肉。除此之外，湿热型肥胖者常常性情急躁、火爆，动不动就发火，同时脸上还容易长痘、出油，眼睛红赤，有口臭，大便干燥或黏腻。

对于湿热型肥胖的女性朋友，我建议你减少肉食和甜食，多吃些清淡、利湿热的食物，如鸭肉、鲫鱼、冬瓜、豆芽、丝瓜、白菜、芹菜，以及小米、糯米、薏米、莲子、红小豆、绿豆等，同时少吃牛羊肉、辣椒、大葱、荔枝、桂圆等性温燥热的食物。

要注意的是，湿热型肥胖的女性朋友要想减肥，必须要先祛湿热，然后再补气血，否则更容易上火。在补气时，可以适当服用党参、太子参、茯苓等。

◎**薏米荷叶粥**

做法：取薏米30克，洗净后放入清水中浸泡2小时。荷叶15克，洗净后切薄片。将二者一起放入锅内，加1 000毫升清水，用大火煮沸后，改小火慢熬30～40分钟，再加入冰糖调味后即可食用。

功效：薏米健脾祛湿，荷叶清热利湿，非常适合湿热型肥胖的女性食用。

血虚则瘦，需要补血

中医认为，人之所以瘦是由于血虚。血虚，火就旺。火是什么呢？是人体内多出来的气。瘦人身体中的气太多，大大超出了正常范围，代谢能力也会超过正常水平，结果不但把该气化的化掉了，还把不该气化的也化掉了，这时就会导致身体瘦弱，看起来总是一副病恹恹的样子。

瘦人多血虚，而其血虚又常分为四种证型，分别为阴虚、血瘀、气郁和湿热。身体较瘦的女性朋友可以根据表现出来的不同症状，自行判断自己属于哪种类型。

1.阴虚型消瘦

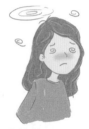

阴虚型消瘦的女性朋友，最大的特点就是火大，而火气大就会过度耗损体内的血液和津液，就像阳光过于炽烈，会把树叶晒蔫一样，人也自然会变得干瘦。《黄帝内经》云："阴虚则内热。"一个人体内阴虚火大，表现在外就是脾气急躁、手心发热、面色潮红、双目干涩、耳鸣眼花、容易失眠、喜食冷饮等。

如果你也有以上症状，那么在日常饮食时，就要多吃一些滋阴养血的食物，如鸭肉、海参、鸡蛋、百合、大枣、牛奶等，少吃辛辣、油腻等容易生火的食物。

2.血瘀型消瘦

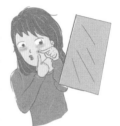

有些人身体内的血本来是足够的，但由于气滞，正常的血液运行受阻，就会血瘀。这样一来，供给各脏腑器官的血液就不够用了，各脏腑器官得不到充足的营养，人肯定就会变得瘦弱。这类人还有一个明显的特征，就是脸上特别容易长斑，皮肤整体看起来黯淡。有些女性朋友还会出现痛经、月经周期不规律、经血呈块状、经色发暗等问题。

血瘀型消瘦的女性朋友在调理身体时，要多吃一些活血化瘀、行气解郁的食物，如海参、海蜇、粳米、小麦、小米、黑豆、黄豆、山楂、韭菜、洋葱、莲藕、黑木耳、紫菜、白萝卜等，同时注意少吃猪肉。

◎山楂茶饮

做法：山楂干15克，冰糖适量。把山楂干洗净后放入杯中，用沸水冲泡，同时盖上杯盖闷泡5分钟，再加入冰糖调味，即可饮用。

功效：山楂能开胃健脾、消食化积，并且还有活血化瘀的功效，平时做茶饮，对于女性气滞血瘀的症状有辅助调理作用。

3.气郁型消瘦

中医讲，肝喜条达，恶抑郁，经常情志不畅，就会致肝气郁滞。而肝气犯胃，肝郁气滞，人就没有食欲，吃点东西就会感觉胸胁胀满，不易消化。经常如此，身体得不到充足的营养，就会消瘦。

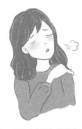

气郁型消瘦者最明显的表现是爱打嗝，喜欢叹气，多愁善感，比较爱发脾气。如果你也有这些症状，就要注意清肝泻火、理气解郁，平时多吃些萝卜、紫菜、韭菜等食物，也可以以菊花茶、玫瑰花茶等代茶饮。

4.湿热型消瘦

体内有湿热的人，既有体型偏胖者，也有体型偏瘦者。如果是体型偏瘦者，一般会有面部出油、爱长痘的情况，这主要是因体内湿热泛于肌肤。有时他们还会感觉口干、口苦，容易困倦，大便又湿又黏。

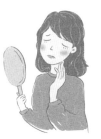

如果你的身体比较瘦弱，并有以上这些症状，那么很可能就是体内湿热导致的身体消瘦。在调理时，注意多吃些祛湿利尿的食物，如绿豆、赤小豆等，同时还要少吃甜食、油腻类食物。

总之，气不足则胖，血不足则瘦，想要塑造好身材，就要调理好气血。体内的气血平衡、脾胃运化充分，进餐之后，身体才能吸收到合适的营养，并且正常排泄出废物，这样身体自然就会健康、苗条了。

03 节食减肥很不妥，气血受损皱纹生

为了能让自己瘦下来，很多女性朋友会尝试各种各样的办法，节食、运动、按摩、针灸、吃减肥药……简直就是"多管齐下"。其中最常用的应该就是节食减肥了。大家都认为，只要平时自己少吃一些，就能减少热量和脂肪的摄入，让自己变得又瘦又美。

节食后能不能瘦下来姑且不说，女性如果过度依赖节食减肥，真的很难变美。很多女性朋友会发现，节食后，自己不但变得面色萎黄，还出现了很多皱纹。更严重者，体重没降下来，反而闭经了。

这是怎么回事？明明只是减个肥，怎么会影响皮肤和月经呢？

过度节食易致气血受损

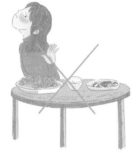

在人体内，气是维持生命活力的发动机，血是保证人体健康运转的营养剂。如果每天摄入的营养充足，就会气血旺盛，身体健康，并且不会有多余的脂肪。

但是，如果你原本就有气虚或血虚现象，再采取一些错误的节食方式减肥，比如不吃主食、不吃肉类、只吃蔬菜、水果，短期内可能会有效果，长期下来，就会加重气血虚弱的现象，使身体各脏腑组织得不到充足的营养，正常生理功能受到影响，健康也会随之受到影响。这时，你就会出现神疲乏力、脱发、皱纹、贫血、月经紊乱等。而一旦回到原来的饮食习惯，体重马上又会反弹，之前的罪也等于是白受了。

更糟糕的是，有的女性朋友还可能越减越肥。因为身体气血不足，新陈代谢就会减慢，身体无法及时消耗和处理多余脂肪与其他毒素，致使脂肪、毒素滞留体内，堵塞经络，使身体越来越胖，甚至会引发各种疾病。

维持气血活力才能健康减肥

虽然我不推荐通过节食的方式减肥，但也不是说我们吃东西就可以完全没有节制，想吃什么吃什么、想吃多少吃多少，这是不行的。要吃出好气血、好气色、好身材，仍然要遵循一些饮食原则。

1.注意调整饮食结构

在饮食上，女性朋友可以食用低脂肪、低热量的食物代替高脂肪、高热量的食物。尽量少吃或不吃肥肉、油炸食品、甜食等，可以多吃些鱼类、蛋类、奶类、豆类及其制品等来满足身体对优质蛋白质的需要；可以适当吃些粗粮，粗粮不但热量低，还能增加饱腹感；此外，还要记得尽量多吃些新鲜的蔬菜和水果。

在这里我给想通过饮食来减肥的女性朋友推荐一款粥品。

◎红豆燕麦粥

做法：红豆 50 克，燕麦 100 克，葡萄干 30 克。将红豆洗净后，和燕麦一起放入锅内，加入适量清水煮沸，再放入葡萄干，转小火煮至红豆软烂，即可食用。

功效：红豆可利水祛湿，清热补血；燕麦能促进肠胃蠕动，促进新陈代谢，还有助于美白祛斑；葡萄干也是很好的补血佳品。三种食物一起食用，不但能补气血、抗衰老，还能减脂减重。

2.经期不要节食减肥

经期减肥容易造成气血失衡。因为在经期，女性本来就会损耗血液，如果此时盲目节食减肥，就会因为气血不足而加重肝的负担，甚至还会使体内的激素水平紊乱。实际上，在经期，身体的新陈代谢速率原本就比平时快一些，即使你不节食，也不会长肉。因此，经期首要的目标就是吃饱、吃好，饮食结构也要平衡，不建议大鱼大肉或者吃得过"素"。有些女性朋友在经期会特别想吃甜食，也可以稍稍吃一些，只要不过量，就不用担心发胖的问题。毕竟有了好心情，才有动力维持好身材嘛！

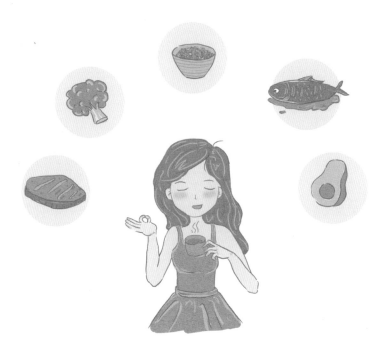

　　总而言之，女性朋友如果一味地依靠节食来减肥，即使减肥成功了，身体也会受到损伤，脏腑功能也可能失调，身材还不见得好，最后该瘦的地方没瘦，不该胖的地方仍然胖。要想拥有健康、苗条的好身材，就不能单纯地靠节食来减肥，而是重在塑型，不但要减掉身上的赘肉，还要让身上的肌肉变得紧致。只有通过滋养气血，通过科学方法减肥，才能达到期望的目标。

04 四物汤，女性调经养血首选汤方

说起四物汤，很多女性朋友可能都没听说过，其实它在我国已经有一千多年的历史了。在中医认知里，四物汤具有"补而不滞，温而不燥，补血而不留瘀，行血而不伤血"的特点，可以很好地补血活血，改善女性因血虚造成的月经不调等病症。四物汤被认为是女性调经养血的首选方。

四物汤里有哪"四物"

四物汤中的"四物"分别是当归、熟地黄、川芎和白芍。其中，当归调经养血，补血活血，滋阴润燥，用作君药，补中有动，动中有补，因此适用于女性由血虚引起的各种病症。熟地黄的主要功效是滋阴养血，与当归配伍使用时，还能增强当归补血的效果。川芎能活血行气，祛风止痛，开郁润燥，是治疗女性头痛，缓解女性经前期乳房胀痛、腹痛、心情烦躁等症状的良药。白芍可以养血柔肝，具有平抑肝阳、养血收阴的功效，对女性月经不调、痛经等有很好的疗效。

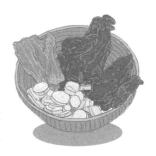

◎当归黄芪茶

当归性味温和，可以与其他药物配伍使用，也可以单独用来泡水喝。女性朋友如果有气血两虚的相关症状，就可以将当归和黄芪一起用开水冲泡后饮用。黄芪有补气的功效，两者同用，可以加强功效，达到气血双补的作用。需要注意的是，经期和感冒时不适合喝这款茶。

认识了这"四物"后，那我们要如何制作四物汤呢？

其实，四物汤的做法非常简单，我们自己在家就可以用水煎煮。

◎四物汤

做法：取当归 10 克，熟地黄 12 克，川芎 8 克，白芍 12 克。四味药材一起放入锅内，用中等大小的碗向其中加入 3 碗水，开锅后用小火煎煮至最后剩一碗水的量就可以了。早晚空腹各饮用一次，连喝一周为一个疗程。

功效：调理气血，有效改善女性朋友面色苍白、皮肤粗糙、月经不调等症状。

有些女性朋友觉得，用煎煮法煎煮出来的四物汤中药味很重，"口感"不太好，自己喝不下去，怎么办呢？

我要告诉你的是，四物汤的煎煮方法很灵活，如果你想让这款汤药味道更好些，还可以加点"调料"在里面。比如加几枚大枣，或者加一把枸杞等，煮出来的汤就会好喝很多。可以试试哦！

服用四物汤的禁忌

四物汤虽然能补血养血，但并不是有病祛病、无病强身的"万灵丹药"。因为四物汤属于温补性质的方药，一些体质燥热的女性就不适合服用，否则就会"火上浇油"，加重上火症状，出现口干舌燥、大便干燥，或者脸上冒痘痘等情况。如果是气滞血瘀的女性朋友，服用四物汤后，还可能导致月经量过多，经血中有大量血块等。

此外，如果身体有一些发炎的情况，比如感冒未愈、眼睛充血，喝四物汤反而会加速，加重炎症。肠胃功能较差时，也不适合喝四物汤，否则可能会腹泻。

所以说，四物汤虽好，也不能随便喝。只有在出现气血不足，需要补脾气、养肝血时，喝四物汤才是最合适的。

◎女性产后宜喝四物汤

四物汤中的四味药不但能够滋补气血，对于产后血瘀、产后抑郁等产后疾病也有很好的治疗效果。很多产妇在刚生完宝宝后，面对一个嗷嗷待哺的新生命，自己又缺乏经验，照顾宝宝力不从心，就容易变得忧郁，进而演变成产后抑郁症等疾病。这时，产妇不但要悉心调整身体，更要同时调理情绪，而四物汤中的川芎就具有行气开郁、活血止痛的功效。所以，产后喝一段时间四物汤，不但能使产妇气血郁结的症状消失，还能起到很好的补血作用。

05 药补不如食补，用食物补气养血

现在很多女性朋友都面临工作压力大、生活不规律等问题，身体也容易出现各种各样由气血不足导致的问题。有些女性为了保养身体，就会买一些保健品来吃，或者到医院找医生开一些药物服用。我是不太提倡这些方法的。

昨天有一个女孩来我这里就诊，说自己最近经常加班，感到身体不舒服，就让我看看是怎么回事。

我就问她："你感觉哪里不舒服？有什么明显的症状吗？"

她说："我就是感觉头总是昏昏沉沉的，身上也没力气，睡眠也不太好。"

我详细地问了她，发现她其实没什么大问题，就是有些气血亏虚。她正处于经期，而又连续加了很长时间班，气血亏虚的症状就加重了。

她听完我的诊断后说："医生，那您给我开点药吧。"

我告诉她："你的情况不严重，用不着开药，有时药物的效果反而不如你通过饮食的方式调理更快捷有效。"

俗话说，药补不如食补。我们一日三餐所吃的食物与药物一样，对身体都具有一定的保健功效，可以缓解一些不适症状，并不会像某些药物具有不良反应。

哪些食物能补气养血

1. 小米

在中医中，小米有个美称，叫作"代参汤"，意思是说，它的营养价值能与参汤相媲美。《本草纲目》认为，"粟之味咸淡，气寒下渗，肾之谷也，肾病宜食之……降胃火，故脾胃之病宜食之"。经常用小米煮粥喝，可以健脾和胃，补益虚损，和中益肾，除热解毒，所以是女性补气养血的天然法宝。

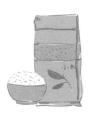

◎小米粥要熬出"米油"

取 30～50 克小米，适量红糖，把小米放入清水中，大火煮沸后，转小火慢慢熬煮，直到上层出现"米油"时，基本就熬好了。这时，再把红糖加入，煮成浓浓的小米粥，晾温后就可以食用了。

许多女性朋友在生完宝宝后，也经常用小米加红糖的方法煮粥食用，来调养身体。因为女性生产后，体内气虚血弱，而脾胃为气血生化源泉，小米粥有健脾养胃的功效，这时喝小米粥对补养气血、恢复身体效果非常好。

2. 乌鸡

乌鸡味甘、微温，具有滋阴、补肾、养血、补虚的作用，对产后恢复、改善体质瘦弱、缓解虚损劳累等都有很好的效果。乌鸡与枸杞、党参、白术等一起炖汤饮用，可以补中益气，养血调经。

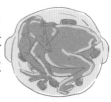

3. 莲藕

在蔬菜类食物中，莲藕称得上是补气养血、滋养脾胃的佳蔬了。中医认为，生藕味甘、性寒，食用可以清热除烦，止呕止咳。如果煮熟后食用，则可以健脾胃、养气血。莲藕与排骨一起炖汤喝，具有滋阴养胃、润肤养颜的功效，女性朋友经常食用，对健康益处多多。

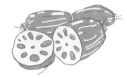

莲藕的好处虽然多，但也要注意，女性朋友在经期或者痛经的情况下，尽量少吃，以免增加体内寒气。

4. 花生

花生是补气血常用的食物之一，在食用时，如果能连同外面的红衣一起吃，那么补气血的效果更好。女性朋友在经期、孕期及产后修复补血补气时，就可以适当吃一些花生。带有红衣的花生还能帮助我们养护秀发，防治脱发、减少白发，让女性朋友显得更加年轻。

不过，花生中的脂肪含量较高，一次不要吃太多，每天吃50克左右就足够了。

5. 牛肉

牛肉性平、味甘，归脾、胃经，因而专补脾胃之气，对脾胃虚弱、气血两亏、久病体虚、体倦乏力的女性朋友具有很好的调养滋补作用。黄牛的肉补气效果更好。

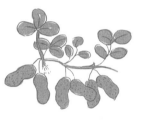

牛肉中还富含蛋白质，还能提高机体抗病能力。

◎当归党参炖乌鸡汤

做法：取乌鸡1只，当归、党参各15克，大枣5枚，葱段、姜片、精盐各适量。将乌鸡除去内脏，洗净，再把洗净的当归、党参、大枣、葱段、姜片一同放入鸡腹内，将鸡放入锅内，加足量清水，放在大火上煮沸后，转小火炖至鸡肉熟烂，加精盐调味后即可吃鸡肉，喝汤。

功效：这款汤可以益气养血、补虚强身，对血虚体弱、气虚乏力、四肢困倦、脾虚食少的女性朋友很有好处。

◎鳝鱼豆腐汤

做法：黄鳝100克，豆腐150克，葱段、姜片、油、盐、料酒各适量。除去黄鳝内脏，洗净后切段；豆腐洗净，切成小块。锅内加入适量油烧热，下黄鳝煸炒片刻，加入料酒、姜片、葱段及适量清水炖煮。等汤变成乳白色后，放入豆腐，继续煮10分钟，再加盐调味即可食用。

功效：有一句谚语叫"夏吃一条鳝，冬吃一枝参"，意思是说，夏天吃黄鳝起到的滋补作用堪比冬天吃参，可见黄鳝的滋补功效之强。这款汤既可以补气血，又可以强筋健骨，适合体虚、贫血、消瘦的女性朋友食用。

06 睡前小运动，培补后天气血

名医华佗曾说："动摇则谷气得消，血脉畅通，病不得生。"意思是说，多运动能促进食物的消化吸收，使气血畅通而不生病。但是，很多女性朋友却不爱运动，白天工作坐一天，晚上回到家感觉很累，直接就躺下休息，久而久之，发现自己一天到晚都累得慌，怎么休息都不解乏。同时，还可能出现胸闷气短、精神萎靡等症状，到医院检查，也查不出什么器质性问题。这其实就是平时太缺乏运动而导致脾胃失调、气血不畅了。

久视伤血，久卧伤气

现在很多女性在工作中都会使用电脑，平时休息时也喜欢盯着手机看，殊不知，经常看电脑、看手机很容易导致用眼过度。中医讲，肝藏血，开窍于目，肝得血而目能视。如果经常用眼过度，就容易损伤肝气，导致肝血不足。而我们的眼睛需要大量肝血的濡养，肝血不足，视力自然也会直接受到影响，从而出现视物不清、眩晕等不适。

活动后适当地静坐休息和睡觉可以调养气血，帮助我们及时消除身体疲劳，恢复体力与脑力，并且活动之余的气血津液还能滋养肢体肌肉，让肌肉丰满、健美。但如果长时间地坐或卧，又会令人气血不畅。不仅会直接导致人体气血津液瘀滞，肢体肌肉失其所养，出现腰酸、背痛、腿脚发麻等症状，还会影响脾胃运化，使胸腹内集聚一团"死气"。气血运行不畅，人就会感觉胸闷气短，甚至会出现脾胃运化失常、肝胃不和等问题，使人没有食欲，不思饮食，还可能出现腹痛、腹胀等症状。

◎**睡前泡泡脚，睡得好，气血旺**

每晚睡觉前，用温热的水泡泡脚，可以促进下肢的气血流通，改善周身的气血循环。不过泡脚的水温要合适，一般 38～43℃是最佳温度。泡脚的水量以能够淹没双足踝关节为宜，因为踝关节下方汇集了人体 6 条经脉的多个重要穴位，对这些穴位进行刺激，能有效调节脏腑功能，起到防病治病的作用。

睡前小运动，促进气血足

有些女性朋友说，自己平时工作太忙了，根本没时间运动。晚上回到家后，感觉浑身疲乏，就想躺下休息休息，哪还有力气运动呀！

其实，要想通过运动疏通气血，并不一定非要刻意去跑步、跳绳、游泳等，睡前做几个小运动，就能促进气血通畅，缓解身体的疲劳与不适。

1. 抬腿 18 分钟

仰卧在床上，全身放松，自然呼吸。将双腿并拢，举起，再屈膝，使大腿与床面保持 90°，小腿与大腿保持 90°，坚持 3 分钟。然后一条腿伸直，另一条腿屈膝，与床面垂直，再坚持 3 分钟。两侧的腿交替，完成全部动作一共 18 分钟。

在抬腿、举腿过程中，我们身体内的血液会迅速流回心脏、肝、肾等部位，因而可以滋养五脏，促使全身气血畅通。

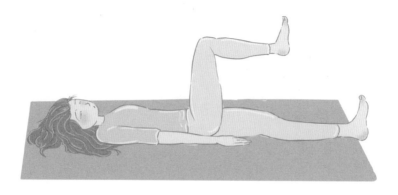

2.前屈拉伸 10 分钟

坐在床上，双腿伸直，让身体与腿部呈90°，保持自然呼吸。然后身体向前屈，脚尖回勾，双手握住脚尖，缓慢向后拉伸。重复这个动作 10 分钟。

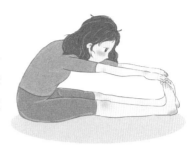

这个小动作虽然简单，却能拉伸背部肌肉、刺激膀胱经，不但能缓解肌肉疲劳，还能起到调节五脏六腑的作用（因脏腑的背俞穴位于膀胱经背部的循行线上），有助于气血调和。

3.呼吸按摩 10 分钟

坐在椅子上或平躺在床上，将双手交叠，贴在腹部，然后吸气，挺胸，直背，用力往前或向上挺出上半身，使腹部挺出一个幅度，然后吐气，缩胸，收腹，双手用力向腹部按压。重复 5 ～ 10 次，完成全部动作约 10 分钟。

这个动作可以帮助我们调畅气机，养护脾胃，防止久坐、久卧导致的气郁、气滞等问题。

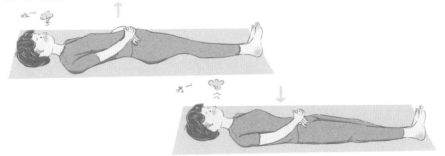

◎睡前捏脊，益气养血

人体的脊背上有一条重要经脉，称为督脉。如果能在每天晚上睡前，请家人帮你在背部脊柱两侧进行捏脊，就可以调动体内阳气，起到消食化气、补益健脾的作用。在捏脊结束后，可以喝一杯党参大枣玫瑰花茶：取 5 克党参、8克玫瑰花和 2 枚大枣，用开水冲泡后闷 10 分钟，再加入少许冰糖调味，就能饮用了。这几种食材都有补气养血的作用，配合捏脊，补养气血功效会更好。

第二部分
养气调经提气色

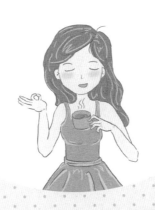

第四章
月经好的女性病不找

01 测测你有没有月经失调

月经总是会给女性带来很多烦恼和不便，尽管如此，我们仍然很关注它。一旦月经没有按时来，或者出血量过少、过多时，我们都会担忧，害怕自己的月经出问题。

在我出诊期间，几乎每天都有患者来询问关于自己月经的问题。比如昨天，就有个女孩来问我："医生，我感觉自己有点月经不调，您给我开点药可以吗？"

我问她："你是有什么症状吗？为什么会认为自己有月经不调的问题？"

她忧心忡忡地说："我这两个月月经都没按时来，推迟了七八天，我有点担心……"

"最近经常熬夜吗？"我问她。

她点了点头，说："这几个月工作忙，确实经常熬夜，工作做不完，时常会又急又慌，但这跟月经有关系吗？"

我告诉她："当然有关系了。不过，我还是要先给你做个检查。"

既然叫"月经"，那么在正常情况下，它就应该是一个月来一次的。但是，月经周期正好是28天的女性很少。由于个人身体状态不同，加上年龄、情绪、生活习惯等的影响，很多人的月经周期在21 ~ 35天，这都是正常的。

怎样才算是月经失调

一般来说，判断自己是否存在月经不调的问题，主要考虑四个方面。

1. 月经周期

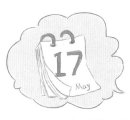

月经周期并不是固定的天数，比如有的女性月经周期是 28 天，但也有一些女性的月经周期是 40 天，甚至还有的女性月经周期是 3 个月、6 个月。

这么长的月经周期看起来似乎不正常，但是，如果它一直很规律，并且身体也没有其他异常反应，那就没问题，并不是月经不调，只不过是月经周期长、排卵的间隔期长，受孕机会少一些而已。月经时间前后波动一周都是正常的，不算是月经不调。但如果连续出现两次以上提前或推迟超过 7 天，那么就可能出现了月经不调。

2. 月经持续时间

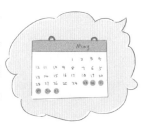

月经持续的时间因人而异，有的人可能两三天就没有了，有的则要持续一周左右。通常情况下，月经持续 2 ~ 7 天都是没问题的。如果少于 2 天，就属于经期过短了；同样，超过一周，就属于经期延长了。如果有这两种情况中的任何一种，我们就会认为这属于月经不调。

3. 月经量

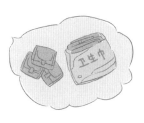

以前临床规定的月经量标准是每个月 20 ~ 80 毫升，只要在这个范围内就算正常。但现在，临床规定只要月经量不小于 5 毫升就算正常。如果你每次的月经血量只有 5 毫升，但做超声检查、性激素检查等都正常，那就没关系。但如果你的月经血量急剧减少或突然增多，就要及时到医院就诊了，因为这提示你可能月经不调了。

◎**怎样判断自己的月经量是不是正常**

判断自己的月经量是否在标准范围内可能不太容易操作，我推荐给大家一个比较好的判断方法。在经期，如果你每天白天3～4片日用卫生巾就够用，那基本是正常的。但是，如果你每次经期都要用30片以上的卫生巾，并且差不多每次更换的卫生巾都是湿透的，那基本可以判断为月经量过多了。如果你在更换卫生巾后不到半小时，就感觉湿透了，甚至经血顺着腿向下流，那肯定是不正常的，这时一定要及时就医。

4.经血颜色

在正常情况下，月经由 75% 的动脉血 +25% 的静脉血组成，动脉血是鲜红色，静脉血更像深紫红色，我们在医院抽血时抽的就是静脉血，月经血的颜色取决于动脉血和静脉血混合后的颜色，加上流出的时间及流出过程中被空气氧化的程度。

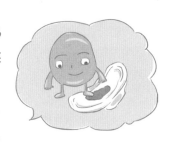

如果流出的时间长，血液不仅容易集结成块，颜色也多为深褐色。

经期第一天出血的颜色往往是暗红色或红褐色。到中期时，经血产生、流出加快，血色是整个周期中最鲜艳的。到了后期时，随着出血量的减少，流动性变差，流出速度减慢，经血中的二价铁会很快被氧化为三价铁，颜色又会变成砖红色或暗褐色，呈现在卫生巾上的颜色会逐渐变深。因此，经血的颜色不是一成不变的，有些时候颜色暗一些也并不是因为生病了，不过，如果你发现自己的经血一直是黑色或是淡红色，那就要注意了。

以上四点是我们自行判断是否月经不调的主要标准，女性朋友们可以对照这四点，来测一测自己是否有月经不调。如果你发现自己有任何一条不符合标准的，就算是月经不调，应尽早就医。

哪些因素会导致月经不调

1.压力过大

长期压力过大、精神压抑，或遭受重大精神刺激、心理创伤等，容易导致月经不调，甚至出现闭经。

这是因为月经是先有卵巢分泌的激素刺激子宫内膜增生，激素撤退后内膜剥脱才形成的，而卵巢分泌激素受到垂体和下丘脑释放激素的控制，如果长时间遭受精神刺激或情绪压抑，垂体和下丘脑功能就会受到影响，继而影响到月经。

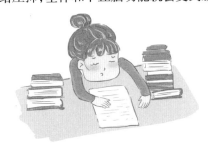

2.过度减肥

很多女性朋友都因为过度减肥而引发月经不调，之所以如此，是因为女性体内的脂肪最少要达到体重的17%，才能维持正常的月经周期。如果减肥过度，机体能量摄入不足，导致体内大量的脂肪和蛋白质被消耗，雌激素合成障碍，就会出现月经量减少甚至闭经的情况。

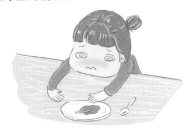

◎滥用减肥药也会造成月经紊乱

很多女性朋友为了追求苗条的身材，往往会通过服用减肥药的方法来减肥，但是，一些减肥药中含有激素成分，长时间服用的话，就容易影响体内正常激素的分泌，导致月经紊乱。尤其是在经期服用减肥药，更会加重月经紊乱，对身体伤害很大。

3. 过度肥胖

过度减肥会导致月经不调，过度肥胖也会导致月经不调，因为肥胖者体内脂肪较多，容易使身体出现代谢障碍，影响正常的行经。不仅如此，过度肥胖的女性还容易出现性激素分泌紊乱，这也会导致月经不调。

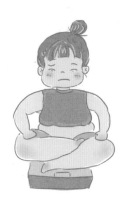

4. 经常熬夜

熬夜会增加人体大脑对光线的感受，影响大脑对性激素的调控，继而导致女性朋友出现月经量减少、经期推迟等情况。

此外，身体受凉、饮食不规律、环境不适应、性生活不洁，或者是患有一些妇科炎症等，都有可能导致女性内分泌紊乱与新陈代谢失常，继而诱发月经不调。

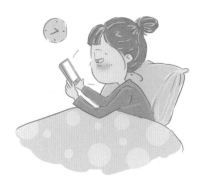

02 应对经前期综合征，先放松身心

说起经前期综合征，很多女性朋友都会"大吐苦水"，有的是感觉烦躁不安、容易发怒，有的表现是头痛、腹痛，有的症状是胸部肿胀、脸上长痘……总之，表现各种各样，但整体感觉就是浑身"不爽"。

几乎所有的女性都或多或少地遭遇过经前期综合征的困扰，在所有症状中，以焦虑症状居多，通常高达70%以上，此外还有60%的女性会出现乳房胀痛或体重增加，超过50%的女性会出现低血糖。

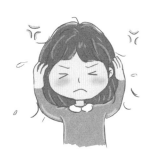

什么是经前期综合征

既然是"经前期"综合征，显然，它是出现在月经来潮之前的。女性在月经开始前的5~10天，由于体内一系列激素变化，就会出现生理和心理上的各种不适症状，如焦虑、抑郁、易怒、注意力不集中、易疲劳、头痛、腹痛、嗜睡、乳房胀痛，有些女性还会在这期间特别想吃甜食。这些都是其症状的具体表现，但等到月经来潮后，这些症状就会消失。

目前，这种疾病的发生原因还不明确，但一般认为与个人所受的精神压力、所处的环境及社会因素等有关，也可能与个人体质和身体状况有关。如果这些症状表现不严重，没有对你的生活造成太大影响，可以不用理会。但当它已经给生活和健康带来严重影响时，比如影响了工作效率、人际关系、家庭和睦等，那就要引起注意了。

◎经前期综合征的焦虑状态很正常

正常育龄女性的月经周期分为月经期、卵泡期、排卵期和黄体期。在月经出血前2周左右，月经周期进入黄体期，此时黄体开始分泌孕酮。在月经到来前1周左右，女性体内的孕酮水平达到峰值，之后会迅速回落，雌激素水平也会快速降低。孕酮可以缓解焦虑、烦躁、不安等症状，所以当孕酮水平急剧降低后，人就很容易出现烦躁、焦虑、抑郁等情绪了。

放松身心，缓解经前期焦虑

1. 适当活动，调节心态

出现经前期综合征时，女性朋友往往会出现身体疲劳、情绪过度激动、精神萎靡等症状，这时最好不要一个人闷在家里，出门适当活动活动，晒晒太阳，呼吸一下新鲜空气，或者饭后到户外散散步，这些都有利于调整心态，放松身心，帮助情绪恢复到良好的状态，从而缓解烦躁、焦虑等糟糕的情绪。

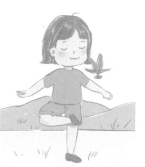

◎经前期尽量保持三餐规律，饮食清淡

出现经前期综合征时，我们在保持三餐规律的基础上，适当调整一下饮食方式，多吃一些营养丰富的食物，使身体保证营养充足，提高身体的免疫力，缓解不适症状。

如果你比较瘦弱或过于肥胖，在这期间更应该注意调整饮食，以高蛋白、高维生素、高钙食物为主，多吃些蔬菜和水果，同时减少油腻、高盐、高糖、辛辣食物的摄入，也要注意减少酒类和咖啡因的摄入。

◎经前期可适当多吃小麦粥

将带皮的小麦与大枣一起煮粥，早晚食用，可以起到调节神经作用、缓解紧张情绪的效果，对焦虑、烦躁的经前期综合征患者有比较显著的疗效。

2. 调整作息，放松心情

很多女性朋友都有熬夜的习惯，但在月经前期，建议减少熬夜，尽量按时睡觉，避免长时间熬夜引起内分泌失调，加重经前期综合征的不适症状。

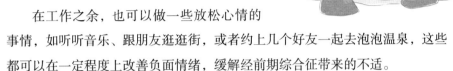

在工作之余，也可以做一些放松心情的事情，如听听音乐、跟朋友逛逛街，或者约上几个好友一起去泡泡温泉，这些都可以在一定程度上改善负面情绪，缓解经前期综合征带来的不适。

◎经前期综合征严重怎么办

经前期综合征症状比较严重时，一定要及时就医，请求医生来帮忙解决。一般来说，医生会根据你的实际情况，让你对症服用一些抗焦虑、抗抑郁的药物，同时服用维生素 B$_6$，调节自主神经系统与下丘脑—垂体—卵巢轴，抑制催乳素生成。在特殊情况下，也会结合专业的心理治疗来帮你改善病情。

03 痛经不一定是病，这样解读更放心

说到痛经，女性朋友一定不陌生。在经期前后或行经期间，总有些女性朋友会出现小腹及腰部痉挛性疼痛，有些女性朋友还伴有经行头痛、呕吐等症状，这些症状都属于痛经。

那么，痛经是不是一种病呢？相信很多女性都认为它就是一种病。

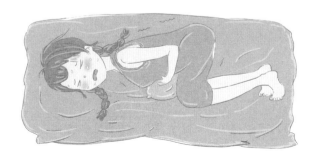

我曾经接诊过一名十七八岁的女孩，当时她被家人搀扶着来我这里就诊的，原因就是痛经厉害，肚子疼得直不起来，吃了止痛药也不管用。家人很害怕，就带她来就诊了。

我大致问了一下她的情况。她告诉我，自己每次来月经时都会痛经，但这次不知道怎么了，比以前痛得都要厉害。

一起来的是女孩的妈妈，她焦急地问我："医生，我女儿这个病怎么才能治好呢？"

我告诉她："痛经不一定是病，也有可能是原发性的，要通过具体检查才能确定是不是病，要不要治疗。"

为什么会痛经

女性出现痛经的原因很多：有的痛经是由器质性病变引起的，也就是我们通常认为是病的痛经；还有一些痛经是由不良的生活习惯、饮食习惯，甚至是精神压力过大、身体过度疲乏劳累等非病理性因素引起的，这种痛经就不是病了。

在临床上，通常根据原因会将痛经分为原发性痛经和继发性痛经两大类。

◎原发性痛经

原发性痛经也叫功能性痛经，指的是女性身体无明显器质性病变而出现的痛经。这种类型的痛经一般会发生在月经初潮或初潮后不久，未婚和未孕的女性比较常见，可能与精神压力有关，也可能是由子宫内膜下前列腺素引起的子宫肌肉痉挛性收缩，导致子宫缺血而引起疼痛。由于这些导致痛经的因素，是不痛经的女性也会有的，只是有些人对这些因素更敏感，通常它们也不会造成除疼痛外的其他问题，因此我们不把它当作疾病，但并不是说这种疼痛就更轻或不值得关注。

上文案例中的女孩，我在给她进行妇科检查后，发现并没有器质性病变，由此诊断为原发性痛经。

◎**继发性痛经**

继发性痛经也叫病理性痛经，从这个说法就能看出，这种类型的痛经是由一些器质性病变引发的，并且多为生殖器官的器质性病变。常见的病因包括子宫内膜异位症、子宫腺肌病、子宫肌瘤、生殖道畸形、宫颈或宫腔粘连、盆腔炎症等。

怎样判断自己的痛经是不是病

既然痛经有原发性和继发性之分，那我们在出现痛经时，怎样判断自己属于原发性痛经还是继发性痛经呢？

如果你是在月经初潮 1 ~ 2 年内出现的痛经，之后每次月经都会疼痛，但只是在月经出现前的几小时疼痛，疼痛持续时间也不超过 3 天的话，通过彩超等检查排除了其他器质性病变后，基本就可以判断属于原发性痛经。

如果你既往从来没有痛经，某一天开始在月经来潮前的 1 ~ 2 天逐渐出现疼痛，尤其经期第一天疼痛最厉害、持续时间较长，每次痛经程度越来越剧烈。疼痛部位位于下腹部、腰骶部，有时还会放射到会阴、阴道、肛门甚至大腿部位，并且时常伴随有痉挛性绞痛、下腹坠胀感、肛门坠胀感等，近期妇科彩超检查发现子宫内膜异位症、子宫肌腺病等病变，那么很可能就属于继发性痛经。这时你应该到正规医院进一步检查，明确病因，尽早治疗。

用什么方法来缓解痛经

很多女性朋友"吐槽"说，自己对付痛经有三大法宝：止痛药、热水袋、巧克力。

对原发性痛经来说，用热敷的方法当然没问题，吃点巧克力改善心情也是可以的，使用止痛药也并不像传说中那样"禁

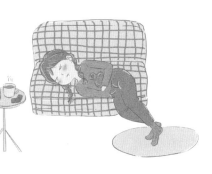

忌"，但在使用止痛药之前，要先明确自己是否为原发性痛经。

止痛药分为中枢性止痛药和外周性止痛药。很多具有中枢性抑制作用的药物，止痛效果好，但是具有成瘾性，一般用于癌症晚期疼痛，不用于日常阵痛。外周性止痛药包括吲哚美辛栓、布洛芬等，都属于非甾体类止痛药物，药物安全性高，可以用于痛经阵痛。我建议大家不要在没有系统检查排除器质性病变的前提下，滥用止痛药，以免延误了对真正导致痛经的原发病的治疗。当然，在正规检查后，确定了是原发性痛经，那么在痛经发生的当时，可以用止痛药来缓解疼痛。

继发性痛经既然是"继发"的，就说明它是由某些疾病引起，光吃止痛药只是缓兵之计，不积极寻找病因，就很容易错过某些疾病的最佳治疗期。这时你应该到医院检查，积极治疗相关疾病。病治好了，痛经自然也就消失了。

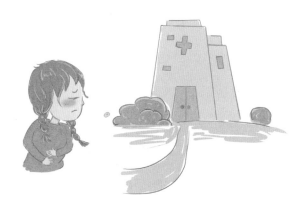

◎**通过饮食缓解原发性痛经**

在月经来潮的前几天最好以清淡、易消化饮食为主，并且暂停摄入咖啡、茶等含有咖啡因的饮料，以免导致神经亢奋，加重经期不适。适当补充维生素和矿物质，可以在医生指导下服用一些复合性维生素补充剂和钙、镁、钾等矿物质补充剂，这些都能帮助缓解痛经。月经来潮时，一定要避免进食生冷、辛辣食物，以免刺激子宫、输卵管收缩，诱发或加重痛经。

04 月经推迟、经期延长都提示这些

虽然每位女性来月经的时间都有所不同，但月经也是有一定周期的，通常为 28 天，也就是我们常说的月经周期。如果你发现自己的月经提前或推迟在 7 天以内，同时也没什么不适的话，就属于正常现象，不用太担心。但是，如果你的月经提前或推迟 7 天以上，就要引起重视了。

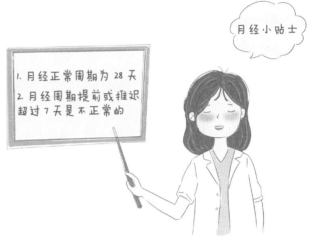

月经小贴士

1. 月经正常周期为 28 天
2. 月经周期提前或推迟超过 7 天是不正常的

我的一位亲戚，去年刚结婚，前几天给我打电话诉苦，说自己最近压力很大，一家人都想要宝宝，但是结婚快一年了，她一直没怀孕。先生希望她到医院检查一下，可她觉得自己身体很好，没什么大问题，顺其自然就好了，干吗那么着急呢？为此还跟先生闹得挺不愉快。

我问她："你的月经规律吗？"

她说："不是太规律，经常会推迟，有时推迟半个多月，但既然能来，就不算什么大问题吧？"

我建议她到医院做个全面检查，因为月经推迟 7 天以上会提示很多问题。如果真有影响怀孕的问题，应该早发现、早治疗，以免耽误病情，影响正常怀孕。

另外，在正常情况下，月经持续时间为 2 ~ 7 天。如果你的经期少于 2 天或超过 7 天，同样需要引起重视。

在临床上，月经推迟、经期延长比月经提前、经期缩短要更常见，原因和症状也更多样。本书主要讲解月经推迟、经期延长的相关知识。

月经推迟可能提示哪些问题

1. 怀孕

有性生活的女性，如果月经推迟 7 天以上，就应该尽快购买早孕试纸，测试一下自己的尿液。若发现结果是阳性，就要及时到医院做妇科检查或彩超，确认是否怀孕了。

2. 内分泌失调

过度消瘦或过度肥胖、过度节食、经常熬夜、过度劳累、情绪压抑等，都很容易引发内分泌失调，进而导致月经推迟，甚至还会导致过早闭经。

3. 慢性疾病

一些慢性疾病，如卵巢功能早衰、慢性肝炎、甲状腺功能异常、严重贫血、多囊卵巢综合征等，也都有可能导致月经推迟。如果你有甲状腺功能亢进症（即"甲亢"），还会表现为月经次数减少，两次月经间隔时间延长，月经量也会减少；如果你有甲状腺功能减退症（即"甲减"），则会表现为月经出血时间延长、月经量增多等。

4. 药物影响

有些女性经常服用紧急避孕药，服用一段时间后就会发现，月经时不时就要推迟几天，这其实是因为紧急避孕药多为孕激素类药物，里面含有的物质会延迟子宫内膜脱落，导致月经推迟。

 ## 经期延长可能提示哪些问题

1. 内分泌失调

内分泌失调容易导致月经推迟，也会导致经期延长。比如一些女性朋友有黄体功能不全、多囊卵巢综合征等内分泌问题，就会出现经期延长。

2.生殖器器质性病变

生殖器器质性病变包括子宫内膜息肉、黏膜下肌瘤、宫颈息肉、子宫内膜炎症或宫颈恶性肿瘤等，都会导致经期延长。

另外，有些女性在进行剖宫产手术后，也容易出现经期延长、经血淋漓不尽的情况。如果你遇到了这些问题，建议尽快到医院检查，以排除子宫瘢痕憩室。

◎什么是子宫瘢痕憩室

子宫瘢痕憩室是剖宫产手术的并发症之一，它产生的原因是手术后子宫切口没有恢复好，在切口处便形成了一个与宫腔相通的"小坑"，这个"小坑"就被称为剖宫产手术后的切口缺损或憩室。来月经时，经血积聚在憩室里面，就会导致经期延长、月经淋漓不尽。如果你做过剖宫产手术，且术后出现了经期延长的情况，一定要及时到医院检查，尽早诊断治疗。

3.全身性疾病

一些全身性疾病，如甲状腺功能异常、凝血功能异常等，也容易导致经期延长。只有积极治疗和控制好这些全身性疾病，才能从根本上解决经期延长的问题。

经期延长需要做哪些检查

（1）规范的妇科检查，排除阴道出血、宫颈出血等。

（2）在经期的第二或第三天，空腹抽取静脉血，检查性激素、甲状腺功能，了解卵巢的储备功能，排除多囊卵巢综合征、甲亢、甲减等内分泌疾病。

（3）测定基础体温，并在下次月经到来前 5 ~ 9 天抽血检查孕酮，看是否有排卵或黄体功能不全的问题。

（4）血常规检查，查看是否有贫血，或者是否有出血倾向等。

05 月经过少有害吗？先查清楚原因

很多女性都会为自己月经推迟、月经过多等问题烦恼，但也有一部分女性，会因为自己的经期极短、月经过少而忐忑。比如有的女性朋友发现，自己每个月的经期只有一两天，而且出血量很少，卫生巾上仅仅沾湿了表面，就消失得无影无踪了。

这种情况算不算月经不调？会不会对身体有害呢？

月经过少是怎么回事

一般来说，如果你从月经初潮开始，月经量就一直很少，那有可能是子宫发育不全导致的，如果相关性激素及超声检查等均为正常，月经周期很规律，每个周期血量大于 5ml，那也是正常的。但如果你的月经量一向正常，突然从某个月开始减少，并且此后每个月的月经量都很少，那么就可能是性激素分泌异常或者无排卵性月经的原因。还有一些病理性的因素，会导致子宫内膜受到损伤，引发月经量过少。

1. 子宫发育不良

我们知道，月经是伴随着卵巢的周期性变化而出现的子宫内膜剥落及出血。如果你有子宫发育不良的情况，比如子宫过小、子宫畸形等，那么每个生理周期就会只有少量的子宫内膜脱落，这时月经出血量就会很少。

2. 激素分泌异常

雌激素可以刺激子宫内膜增生，如果你体内的雌激素分泌出现异常，那就容易导致子宫内膜增生达不到应有的厚度，或影响子宫内膜的正常脱落，这时月经量就会过少。

另外，过度减肥、作息不规律、压力过大，或是患有其他生殖系统疾病等情况时，也会影响女性的内分泌环境，导致体内激素分泌异常，影响月经量。

3.无排卵性月经

无排卵性月经通常指无排卵型功能失调性子宫出血。很多女性朋友可能感到困惑，没有排卵，怎么还会有内膜脱落和月经产生呢？

子宫内膜脱落，形成经血。月经出血结束后，卵巢中的卵细胞会开始新一轮的发育、生长，并在此过程中释放出雌激素，而雌激素又会刺激子宫内膜生长、变厚。当卵泡生长到最大极限时，如果脑垂体由于"系统混乱"而未能及时释放出黄体生成素，卵子就没办法正常排出。慢慢地，卵泡衰竭，雌激素就会越来越少，最后子宫内膜没有了雌激素的刺激，也会脱落并排出体外，形成"月经"。但这种"月经"与正常月经是不同的，子宫内膜因为没有足够的孕激素，不能充分转化，剥脱也不能同步，出血时间会延长，且失去规律，它是一种"假月经"，属于功能性子宫出血的范畴。

4.子宫内膜受损

子宫内膜结核引起的内膜疾病，或者刮宫手术等，也会导致子宫内膜受损，导致宫腔粘连或宫腔内膜疤痕纤维化，继而导致月经量过少，甚至出现闭经等情况。

结合以上几点，你会发现月经量过少，除了很少的一部分人是"天选之人"，其他都是需要治疗的。因此，一旦你发现自己突然出现月经过少的情况，就一定要及时到正规医院检查，以便查清原因，对症治疗。

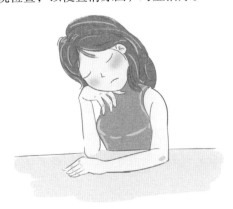

月经过少怎么调理

不管是哪种原因导致的月经过少，在配合医生积极治疗的过程中，在日常生活中也要注意调理。

1.注意饮食，增加营养

有些女性出现月经过少，与平时的饮食不合理有关。比如有些女性为了追求好身材，过度节食，导致营养不良，造成月经过少。

所以，在调理期间，我们一定要积极调整个人饮食，多吃些含铁丰富的食物和滋补功能较好的食物，如猪肉、羊肉、乌骨鸡、鸡蛋、豆浆、牛奶、黑豆、小米、紫糯米等。

2.保证休息，消除疲劳

现在不少女性都是职场"铁娘子"，加班、出差几乎占据了大部分的生活，久而久之，身体就会吃不消，身体各器官的功能也会受到影响，出现新陈代谢紊乱、内分泌失调等。

工作是做不完的，但身体是自己的，在努力工作的过程中，我们也要注意休息，不要让身体过度劳累。尤其在经期，更要避免长时间工作或劳动，保持充足的睡眠和规律的作息。必要的时候，也可以有针对性地服用一些中药进行调理。

3.调整心态，放松心情

有些女性朋友受了委屈，就自己闷在心里。我要告诉你的是，有事千万别憋着，中医认为，经常憋闷很容易造成肝郁气滞，使月经量减少。过度的精神紧张、焦虑、抑郁等，也会造成月经量过少，影响身体健康。

因此,建议女性朋友们平时一定要学会调整自己的心态和调畅自己的情绪。在受到挫折或压力较大时，可以找朋友或家人倾诉一下，或者出去散散心，将坏情绪排解出去，不让它们影响到内分泌系统和整个身体的健康。

◎**女性进入围绝经期也会出现月经减少**

女性到了 45 ～ 55 岁，便逐渐进入围绝经期。在这期间，月经量减少属于正常现象，因为此时卵巢功能开始不断下降，分泌的雌激素逐渐减少，子宫内膜变薄，月经出血量自然也会减少。不过，在这个期间，我们仍然要多加注意，通过合理的方式保养身体，让自己安全度过围绝经期，以免出现某些不良的症状。

06 女性要记住的各种经期禁忌

我们经常称月经为"大姨妈"，但是这个"大姨妈"可不太友好。在"大姨妈"造访的日子，很多女性都会烦恼不断，比如心情烦躁、爱发脾气，或者身体感到疲劳，总也睡不醒。就连平时"女汉子""铁娘子"一样的女生，面对"大姨妈"时都会脆弱三分。

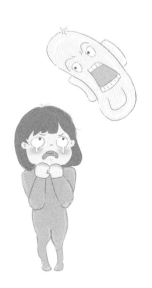

其实，这些都是经期综合征的表现。如果不加注意，可能就会引发一些健康问题。

比如，经常会有女孩来我这里就诊，说自己在经期因为吃冷饮，出现了严重的痛经；或者有女孩因为在经期有过剧烈运动，导致月经过多，经期延长；还有的女孩是因为在经期有过性生活，导致妇科炎症等。

可见，女性在经期这个特殊时期，还是应该多注意一些问题的，不要让恼人的"大姨妈"再给自己带来健康的隐患。

经期不能犯哪些禁忌

1. 吃寒凉、辛辣的食物

经期能不能吃寒凉、辛辣的食物？其实这并不算是严格的禁忌，只能说因人而异。如果你既往在经期中食用寒凉、辛辣食物后，从来没有发生过任何异常，月经周期没有变化，经期无不适，则并非一定要作为禁忌事项；如果你既往在经期中食用寒凉的食物如冰淇淋、冷饮后，出现痛经或经期异常，则不宜在经期接触此类食物。如果你不清楚自己是否适合食用此类食物，只是好奇，则最好不要随便尝试。从中医角度来说，寒凉的食物容易导致内寒产生，寒性凝滞，会使经血运行不畅，导致经血过少，或者发生痛经；而辛辣的食物会对身体产生较强的刺激，女性在经期吃过多的辛辣食物，会刺激子宫肌肉和盆腔血管收缩，令子宫肌肉发生痉挛，导致月经血量过多或过少，从而加重痛经的发生。

◎经期尽量少喝浓茶、咖啡

很多女性平时都喜欢喝浓茶、咖啡，尤其在工作期间，会以此来提神醒脑。但如果你正处在经期，我建议你尽量少喝或不喝浓茶、咖啡，因为浓茶和咖啡中都含有大量的咖啡因，而咖啡因进入体内后会刺激血管，造成经血增多，经期延长。

此外，茶叶还富含单宁，单宁会与食物中的铁成分发生作用，生成沉淀，影响身体对铁的吸收。所以，经常喝浓茶，还可能引发缺铁性贫血，影响正常的行经。

2. 剧烈运动

女性在经期进行比较剧烈的运动，如快跑、跳跃运动、游泳、仰卧起坐等，不但达不到理想的锻炼效果，还会加重经期的种种不适，比如导致盆腔充血严重，使血流量增多，或者引起痛经，甚至可能导致月经不调。

◎**适合经期的运动项目**

如果你没有严重的痛经、月经过多和功能性子宫出血等问题，在经期是可以适量做一些运动的，这样不但能改善身体的机能状态，还能促进生殖器官的血液循环，有利于经血排出，缓解经期不适。

在经期，最好选择轻柔的运动项目，如散步、慢跑，或者是一些舒缓、放松的拉伸运动，如初级形体操等。在运动期间要注意避免对腹部施压，也不要在仰卧时将腿抬得过高。一旦感觉疲劳或发现出血量增多，要及时停止运动。

3. 进行性行为

经期由于子宫内膜脱落、盆腔充血、宫颈口张开，身体抵抗病菌的能力下降。这时进行性行为，容易引发各种妇科炎症，如盆腔炎、附件炎、子宫内膜炎等，还会增加出血量，延长经期，加重经期不适症状。因而建议经期停止性生活。

4. 盲目服药

有些女性听信某些说法，认为在经期服用减肥药可以瘦得快，于是盲目服用减肥药。殊不知，很多减肥药物中都含有激素成分，盲目服用就会导致内分泌失调，影响正常的行经。

此外，一些减肥药之所以能起到减肥效果，是因为里面含有抑制食欲或导致腹泻的成分，让你少吃、多排泄。但经期正是女性身体虚弱、需要营养的时期，如果进食过少，又出现腹泻，肯定会影响身体健康，严重的甚至会造成营养不良，同样影响月经的正常来潮。

另外，一些与性激素相关的药物，如紧急避孕药、短效避孕药或黄体酮，自行乱用或不规范服用也有可能导致月经紊乱或不规则出血。如果是雄激素，还容易导致月经减少、停经。

5. 进行手术

很多女性朋友不明白，为什么在一些手术项目的注意事项中，会有"经期女性不适宜手术"这一项。这是因为在经期，女性的子宫内膜会释放出较多的组织活性物质，它们能将血液中的纤溶酶原激活为具有抗凝血作用的纤溶酶。同时，血小板数目也会减少，这就导致身体的凝血功能相对较差。如果在此时进行手术，出血时间延长，手术风险增加。

◎经期不适宜拔牙

有些女性朋友觉得拔牙只是个小手术，经期应该不影响拔牙。但临床数据表明，在经期拔牙很可能会导致干槽症，导致发热、局部淋巴结肿大、张嘴困难、牙槽骨暴露，严重的甚至会出现牙神经坏死，严重影响口腔健康。还可能会造成感染、大出血等风险。所以，可千万不要抱着侥幸心理，认为在经期做这样的小手术无关紧要哦！

07 正确选择卫生巾、卫生棉条、月经杯

卫生巾、卫生棉条、月经杯等都是女性朋友经期的好"闺蜜"。但是怎么选择这类产品，很多女性可能并不清楚。

在我接诊的患者中，经常会有因为卫生巾、卫生棉条引发严重过敏反应而来就诊的，还有因为使用月经杯不当而引起炎症的。有个女孩因为月经棉条使用不当，引发了严重的过敏反应和尿路感染。一开始，她不好意思去医院就诊，就自己买了一些妇科消炎药使用，但并没有效果，到后来全身起了很多红色的小疹子，还出现了肌肉酸痛、恶心等症状，这才赶紧来就诊。

那么，女性该怎样正确选择卫生巾、卫生棉条、月经杯呢？

什么材质的卫生巾比较好

1. 要选择表层干爽、漏斗形的

通常卫生巾由普通纤维、聚酯纤维和尼龙组成，现在又出现了很多新材质的。但不论什么材质的卫生巾，都一定要选择表层干爽的，这可以使你的局部皮肤不会遭受潮湿闷热之苦。而之所以要选择漏斗型的，是因为这样的设计有助于液体渗入、不回流。

2. 内层以透气、含有高效胶化层的为佳

含有高效胶化层的卫生巾，能够把渗入的液体凝结为啫喱状，这样一来，不管你是坐着、卧着，已流出的血液都不会回渗，也不会有潮湿、黏糊的感觉。

3. 底层要选透气材料制成的

底层透气，可以使气体顺利通过，从而及时排出里面的湿气，改善身体与卫生巾之间闷热、潮湿的环境，不会让人感觉潮湿、难受。

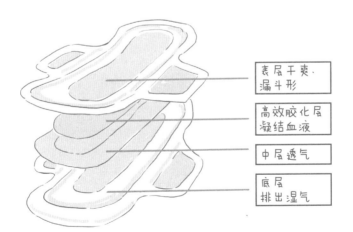

表层干爽、漏斗形

高效胶化层凝结血液

中层透气

底层排出湿气

◎皮肤敏感者宜选用棉质表面的卫生巾

有些女性喜欢用干爽网面的卫生巾，觉得这样的卫生巾吸收快。但如果你的皮肤比较敏感的话，建议使用棉质表面的代替干爽网面的卫生巾，因为干爽网面的卫生巾网面是由人造纤维制成的，一部分皮肤敏感者可能会对人造纤维

过敏；相对来说棉质表面的卫生巾更柔软，对肌肤也更有亲和力，渗透性和透气性也更好，不容易引起过敏。

不过，不论是干爽网面还是棉质表面，一旦使用时发现有过敏现象，都要及时更换其他品牌的卫生巾，并用清水清洗外阴，以缓解过敏症状。

如何选择卫生棉条

卫生棉条是一种圆柱形、棉质的卫生用品，它的材质主要是棉、人造纤维或是由两种材料混合而成，尾部附有拉绳。由于卫生棉条是直接置于阴道内部来吸收经血，所以很多女性朋友可能不太能接受，感觉它的使用不方便。但它也有自己的优点，比如清洁、无异味、不侧漏、方便携带等，最关键的是干爽、舒适，甚至会令人忘记自己正处于经期。

选择卫生棉条，主要是选择适合自己的，也就是选择与自己的月经量相匹配的棉条型号。一般来说，卫生棉条的外包装上都会有比较直观的标记，如有的用水滴作为标记，也就是用水滴数量标记卫生棉条的吸收量。还有的是标记为量少型、普通型和量多型等。

如果你是个新手，第一次使用卫生棉条，我建议你选择长导管型，型号选择量少型即可，方便置入；如果你已经能够熟练使用，那可以选择无导管型或短导管型；如果月经量较多，或是需要在夜间使用，则可以选择量多型的。

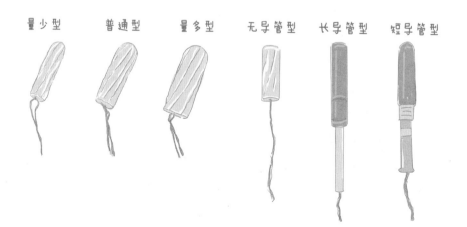

量少型　　　普通型　　　量多型　　　无导管型　　　长导管型　　　短导管型

不管你使用哪种型号的卫生棉条，也不管你的月经量多少，都建议每隔4～8小时更换一次，并且最长不要超过8小时。因为卫生棉条本身吸附力强，除了能吸收经血外，还会吸收阴道内的分泌物，卫生棉条置入阴道时间过长的话，容易使阴道过于干燥，导致阴道内部的自我防护机制被破坏，阴道内壁甚至可能会出现一些微小的皲裂，此时阴道内的一些细菌就会趁机进入血液，很容易引发感染。

另外，如果你本身患有妇科炎症，如阴道炎等，也不建议使用卫生棉条，否则可能会加重炎症，甚至诱发其他疾病。

月经杯

月经杯这种"神器"，可能很多女性朋友都没有听说过，更不要说使用了。月经杯也是一种需要置于阴道内部来吸收经血的卫生用品，但它与卫生棉条最不同的一点是，卫生棉条是一次性的，而月经杯却是可以重复使用的。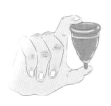

月经杯大多是用医用硅胶制成的，形状有点儿像一个漏斗，只不过它的下端小柄处是封闭的，而上端"杯"的部分则是用来承接经血的。看到这里你应该明白了，它与卫生巾、卫生棉条都不同，它不吸收经血，而是收集经血后再拿出来倒掉，清洗干净后，反复使用。

月经杯也有不同的型号，选择月经杯时，主要考虑的因素是阴道的宽窄和月经量的多少。阴道的宽窄这点并不是很好把握，如果你打算选择月经杯，至少要了解自己的经血量。

◎使用月经杯注意事项

月经杯在使用时，需要先对其进行彻底清洗，并且在放置时，还要将捏着月经杯的手指伸入阴道内。如果月经杯和手指没有清洗干净的话，很容易出现阴道细菌感染，引发妇科炎症。

另外，月经杯使用时间不宜超过12小时，因为阴道本来就比较潮湿、隐蔽，长时间不更换的话，也容易滋生细菌，危害健康。

第五章
阳气足的女性宫不寒

01 十个女性九个寒，宫寒太伤人

女性朋友在看中医时，经常会听到一个词——"宫寒"，并且还经常听到"十个女性九个寒"这样的说法。

顾名思义，宫寒就是子宫寒冷的意思，但中医所谓的"宫寒"并不是说女性子宫内的温度低，而是指子宫、卵巢、输卵管等生殖器官功能处于一种相对低下的状态。这对于女性健康来说影响非常大，严重者会造成月经不调，甚至会导致不孕。

你为什么会"宫寒"

有不少女性朋友来我这里就诊时，一旦诊断为宫寒，都会不理解，就问我："医生，我为什么会宫寒呢？宫寒是怎么导致的？"

实际上，宫寒既与女性自身的体质有关，也与日常生活习惯相关。

1. 体质虚寒

中医认为，男性属阳，女性属阴，女性本身就偏寒。有些女性体质又比较差，身体阳气不足，很容易疲劳、怕冷。一到冬天，更是整日手脚发凉。这时，稍微有点寒气侵入，就会郁结在体内。而女性子宫对寒气尤为敏感，寒气也很容易引起宫寒。

2. 贪食寒凉食物

一到炎热的夏季，不少女性朋友都会贪食寒凉的食物，如各种水果、冷饮等，吃水果时也喜欢放入冰箱里冰镇后再吃。比如吃西瓜时，很多人都喜欢这样吃，而西瓜本身就属于凉性水果，冰镇后再吃，相当于凉上加凉。这些寒气进入体内后，就会通过循环慢慢转移到各个器官之中，子宫也被寒气侵袭，从而引发了宫寒。

◎吃什么能祛除宫寒

既然寒凉食物容易引起宫寒，那么女性朋友就要尽量少吃生冷、寒凉的食物，如西瓜、梨、黄瓜、苦瓜、绿豆、雪糕等。同时，要多吃些温补暖身的食物，如羊肉、狗肉、虾、海参、核桃、花生、桂圆、洋葱、韭菜等。也可以在每天午后喝一杯红糖姜茶，以化解凉性食物中的寒气。

◎红糖姜茶

取红糖50克、去皮生姜5片，加入清水中，用文火煮5分钟，晾至温后饮用。也可以在其中加入黄芪、大枣等一起煎煮后饮用。红糖姜茶可以补气调血，使气血双盈，有效祛除宫寒。

3. 过度减肥

拥有高颜值、好身材是很多女性的追求。于是，一些女性为了快速减肥，就会采用一些不健康、不科学的方法，如过度节食。但是，一旦我们的身体摄入营养不够，免疫力就会下降，这时子宫就会陷入一种比较脆弱的状态，只要有寒邪入侵，就可能伤及子宫，导致宫寒。

4. 流产

怀孕期间，胎儿的生长会消耗母体大量的营养，所以有些女性在怀孕后容易出现身体不适，比如头晕、疲乏、呕吐、满脸色斑等。而流产则更会消耗人体大量的阳气，如果流产后调养不佳，导致阳气久耗，子宫就会失去温煦，宫寒也便随之而来了。

除以上几种原因外，穿露脐装、贪图凉快、长时间吹空调、冬天衣着单薄等，也容易招来宫寒，女性朋友一定要注意这些问题哦！

◎**产后要护好腰部和腹部**

有些女性朋友在产后很快就恢复了身材，于是便重新穿起了低腰裤、露脐装，殊不知，这样很容易令腰腹部受寒。久而久之，寒气就会积聚在小腹，引发泌尿系统、生殖系统疾病，给健康带来很大伤害。

所以，产后妈妈一定不要急于展现自己的身材，而要注意腰部和腹部保暖，尽量穿能够遮住腰腹部的衣服，天冷时更要及时加衣，避免寒邪侵入身体。

 # 宫寒对女性健康有哪些伤害

1. 外寒伤及女性气血

很多妇科疾病都与"寒邪"有关。寒邪有外寒和内寒之分，其中，外寒指的是寒邪由外及里，通过肌肤经络等伤及子宫。而女性以血为主，一旦寒邪侵入女性生殖系统，就会导致血液寒凝瘀滞，气血运行不畅，继而出现月经推迟、痛经或月经量过少，甚至出现闭经、不孕等病症。

2. 内寒伤害女性阳气

内寒指的是身体内阳气不足，温煦气化功能失常，使得身体无法被温暖，而变得冰冷。《黄帝内经》中说："身寒如从水中出。"意思是说，身体就像从水中刚出来时那样寒冷。

女性内寒严重主要表现为畏寒怕冷、手脚冰凉、小腹冰冷。由于气化功能失常，寒邪还会聚集在体内，导致月经延迟、痛经、白带量多，甚至出现闭经、不孕、子宫肌瘤等病症。

如何判断自己是否宫寒

（1）经常气色很差，面色发白，身体常有疲乏感。

（2）舌苔发白，且有水滑感。

（3）畏寒怕冷，经常感觉腰膝酸软，手脚冰凉。

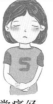

（4）经常痛经，小腹部有冰冷寒凉的感觉。

（5）白带量多、质清稀，有腥味。

（6）月经经常推后，量少，颜色淡暗。

（7）缺乏"性趣"，备孕很长时间仍然没有怀孕。

　　你可以对照这几条症状来看自己是否宫寒，如果你占了这些症状的3条及以上，那么很有可能就是宫寒。

02 补气很重要，别让气虚变阳虚

我接诊过很多气虚的女性患者，她们的基本症状都是脾胃不好，没有食欲，浑身没力气，皮肤发暗，肌肉松弛。明明年纪不大，平时又是美容又是保养的，可仍然一副病恹恹的样子。我给她们诊断后，发现其中不少女性由气虚都发展到了阳虚，基本都要调理很长时间，才能恢复一些。

女性如果气虚，就容易变老。如果出现气虚了，你还不注意，等到气虚发展为阳虚时，就说明衰老已经成为事实，这时再怎么调理，也难以回到年轻的状态了。

所以，如果你不想提前迈入衰老状态的话，就要在自己处于气虚状态时积极补气，不让自己发展到阳虚状态。

那么，我们怎样才能知道自己是不是气虚呢？气虚发展成阳虚后，又会出现哪些不适呢？

女性气虚的主要表现

女性出现气虚，最主要的原因就是脾胃功能失调，导致脾气不足、运化不好，这时人就特别容易感觉累，稍微活动一下，就容易出虚汗，想马上躺下休息。

更重要的是，气虚还表现为新陈代谢失调，你会经常觉得没有食欲，即使眼前放着"满汉全席"，你都不想吃。即使勉强吃一点，也会消化不良，感觉腹胀。久而久之，就会出现面色萎黄或淡白，整个人都没有精气神。这时，你就需要补气了。如果不及时调理，下一步可能就会发展为阳虚。因为气虚是阳虚之先，气虚得不到控制，身体功能不足的问题就得不到解决，继续往下发展，就会由气虚变成阳虚。

◎**西洋参是女性的补气良药**

如果你经常感觉身体有气无力，容易疲劳，我建议你服用一些补气药物，或者从 35 岁起就开始服用，比如感觉自己比较累、身体疲乏时，可以每天用 3～5 克西洋参泡水喝。西洋参为气阴双补之品，补气的同时又不容易上火，从而避免长期积累的气虚发展为阳虚。

你是阳虚女性吗

一旦气虚发展成阳虚后，你就会表现为气虚症状加怕冷。所谓"阳虚则寒"，如果在身体乏力、没精神、没胃口的基础上，又出现了畏寒、身体发冷等症状，就表明你出现阳虚的问题了。

五脏阳虚的表现各有不同的：

（1）心阳虚：典型症状是心慌、胸闷胸痛、胸背部发凉，稍微劳累就感觉心慌气短，脸色发白。

（2）肺阳虚：典型症状是气喘、背部发凉，稍微动一下就气喘、气短，甚至咳嗽、咳痰，痰液清稀。

（3）脾阳虚：典型症状是腹冷便溏，经常拉肚子。

（4）肝阳虚：较少见，主要症状为寒凝肝脉，出现少腹冷痛，寒疝。

（5）肾阳虚：典型症状是乏力，面色发暗，下肢发凉，夜尿频多、性欲减退、不孕。肾是五脏阳气之本，如果肾阳虚时间久了，就会导致其他四脏也都出现阳虚。

阳虚不但会让你更容易出现肌瘤、囊肿、增生等问题，如子宫肌瘤、卵巢囊肿，还会更容易感染，患上感染性泌尿系统疾病、妇科炎症等疾病。

通过对照前面的描述，你可以判断一下自己的身体状况，如果发现自己出现了上面的这些症状，一定要及早就诊、及时治疗，避免更严重的问题出现。

女性如何养阳气

1. 多晒太阳

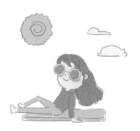

古人认为"火气之精为日"，"火气"就是阳气，这充分说明了阳光就是阳气的精华。我们都有这种感觉，就是在阳光下走一圈后，感觉浑身都暖洋洋的，精神也变好了，这就是人体阳气充足，精神就足了。不仅如此，常晒太阳还能促进肌肤的新陈代谢，使皮肤更加红润健美，也能使人体皮脂和汗液分泌增加，有利于保持皮肤的润泽。

当然，在夏季比较炎热时，也没必要为了吸收阳气而让自己暴晒在太阳底下，只需要在早晨和傍晚不太热的时候在外面多活动一会儿，让自己"洗"个日光浴即可。

2. 睡"子时觉"

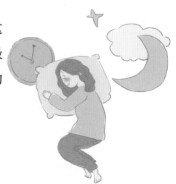

所谓子时，也就是夜晚 23:00 至凌晨 1:00，这个时段人体的阴气最盛、阳气最弱，此时休息，最能助阳养阴，也比其他时刻的睡眠更有益于身体的恢复，因此，尽量要在 23:00 之前上床睡觉。

3. 调整心态

中医认为，人的七情即喜、怒、忧、思、悲、恐、惊，对应着我们的五脏，喜对应心、怒对应肝、忧和思对应脾、悲对应肺、恐和惊对应肾。七情分阴阳，我们感到愉快、高兴，阳气就会提升；我们感到悲伤、忧虑，阳气就会损伤。之所以如此，是因为愉快、高兴的情绪可以促进我们的身体气血流畅、营卫通调，从而助长阳气；相反，悲伤、忧虑会阻碍身体的气机流转，导致阳气受阻，升发不畅。

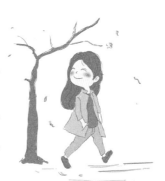

所以，女性朋友平时一定要多让自己快乐一些，即使工作很忙、生活很累，也要为自己找点乐趣。适度喜乐有益身心，我们要把快乐带回家。

03 保暖，是女性的养生课

女性的美丽和健康需要在"暖"中求得，暖暖的身体才能滋养水嫩的肌肤、健康的身体。一个女性的面色会直接反映她的身体健康状况，如果体质偏寒，就会导致皮肤萎黄，出现皱纹、斑纹等，并且还容易生病，经常会出现胃痛、腹泻、感冒、痛经、白带异常等不适症状，令人烦恼。

要祛除体寒，远离以上这些症状，我们就要让身体暖和起来。古人曾说："血得温则行。"意思是说，身体暖和了，气血就顺畅了。身体由上到下、由外至内，都能得到气血的滋养，一切身体功能正常，便可表现出皮肤光亮、秀发浓密、身体匀称等健康美丽的状态。

我们该怎样为身体保暖

很多女性朋友总问我，有没有什么窍门能快速祛除体内的寒气？其实要祛除寒气，并没有什么特别的捷径，最有效的办法就是每天24小时都注意保暖，同时保持规律的作息，让身体一点儿一点儿地自我调整。

1.早晨起床：以待日光，自然清醒

我们虽然常说"早睡早起身体好"，但其实中医并不完全鼓励早起，而是建议每天的起床时间以太阳出来的时间为准。《黄帝内经》中有"以待日光"的说法，意思是说：在太阳升起后起床，阳气才会充盛，不会因寒伤身。

◎每天早晨起床喝一杯温水

为什么起床后要喝一杯温水呢？原因就是我们睡了一夜，身体已经蒸发掉很多水分了，所以这时的血液是浓度最高、最黏稠的，许多心脑血管疾病也容易在这段时间急性发作。而喝一杯温水，水分在进入身体后，可以降低血液黏稠度，促进全身的血液循环，让我们的身体维持健康的状态。如果你新陈代谢较慢，早晨一杯温水还能唤醒你身体的各个器官，加速新陈代谢。

2.早餐：谷物为主，其他锦上添花

早餐时间最好选在 7:00 ~ 8:00，因为人体经过一整夜的休整，在这个时候开始苏醒，身体内的消化系统也开始运转。这段时间吃早餐，就能让早餐中的营养得到最充分的吸收。

有些女性朋友为了控糖，早餐只吃鸡蛋、喝牛奶，我不太认同这样的行为。要知道，我们的身体经过一整夜的能量消耗，各个器官都"嗷嗷待哺"了，这时，摄入容易消化的淀粉，显然是最容易、最有效地满足身体需要的方法。当然，为了满足一上午工作或学习的营养需求，我们的早餐中也应该含有蛋白质、维生素等营养物质。所以，营养的早餐应该包含谷物类、奶类、蛋类，在鸡蛋、牛奶之外，再加点麦片、杂粮面包之类的食物，就很完美了。

有些女性朋友喜欢在早餐时吃蔬菜和水果，这个习惯应因人而异。蔬菜和水果偏凉，早餐时吃的话，有些人可能会感到肠胃不适，这时就不能勉强再摄入。如果担心肠胃不舒服，又想在早上吃水果，那么就可以先吃温热的食物暖暖胃，然后再吃少许蔬果。

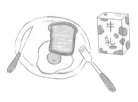

3. 午餐：形式可以简单，内容不能简陋

午餐是身体在一天中摄取营养的主要时机，不管你是自己带午餐，还是吃工作餐，都不能让午餐"内容"太简陋了。午餐吃得好，能让你整个下午都精力充沛。

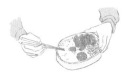

午餐时间一般选在 11:00 ~ 13:00。合理搭配的午餐需要有主食，包括米饭、馒头、面条等，主食为身体提供所需的碳水化合物。还要有肉类，如牛肉、猪肉、鸡肉、鱼类等，肉类可以提供身体所需的蛋白质。同时，等量的蛋白质比碳水化合物更能抵抗饥饿，不至于让你下午感到饥饿难耐时又吃下很多零食，从这个角度来说，蛋白质丰富的午餐还在一定程度上避免了增重的可能。蔬菜和水果也很重要，它们能为身体提供维生素、微量元素、膳食纤维等。午餐应当是我们三餐中吃蔬菜、水果最多的一餐，因为中午时人体阳气最旺，可以耐受寒凉的蔬果。如果你自己做午饭，记得烹调时要少加些油、盐、糖，这样不仅更健康，还能帮助你减少热量的摄入。

◎吃完午餐就困怎么办

有很多女性朋友跟我说，自己每天吃完午餐后必须要小憩一会儿，否则下午就没办法工作，因为太困了！

这种情况通常是脾气太弱导致的。中医认为，人的消化功能、代谢能力，都与脾气有关。脾气不足时，大脑供血就会受到影响。而吃完午餐后，脾要集中运化食物，血液都集中在肠胃中了，大脑处于缺血状态，人自然就容易困乏。

所以，如果条件允许的话，吃完饭最好躺下小睡一会儿，30 分钟左右就够了，而不应吃完饭马上运动。否则，血液又要分流到肌肉，就更会影响消化功能，导致脾胃不适。

4. 晚餐：利于消化，养护脾气

晚餐一般选在 18:30 ～ 19:00，这样距离晚上 10 点左右入睡就有一段时间，可以给予食物充分的消化时间。

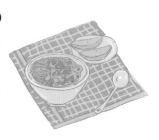

晚餐要以容易消化的食物为主，如面条、杂粮粥等，菜也要以素菜为主，少吃荤食，并且吃到七分饱就可以了。这样可以帮助脾胃更好地消化食物，顾护脾气，既能补脾又能养脾。

5. 入睡：不要熬夜，起居有常

现代医学认为，决定我们入睡和觉醒的褪黑素从 20:00 左右就开始分泌了，到 23:00 迅速升高。所以，我们最好在 23:00 之前就上床睡觉，在褪黑色分泌高峰的 2:00，让自己进入深睡眠，从而让大脑和身体彻底放松，修复体内各个器官的生理功能，维护内分泌的健康。

你的整个内分泌系统健康了，身体就会维持在一种阴阳平衡的状态，自然也就"暖"起来了。从这个角度来说，女性朋友的养生，就是养护阳气，暖养身体。

04 更年期女性顾护阳气，抗衰老

更年期是女性从中年到老年的过渡期，由于身体气血的改变，容易出现一系列的不适症状，如月经紊乱、面红潮热、烦躁易怒、眩晕耳鸣等，这些被统称为"更年期综合征"。那你知道，为什么更年期女性会出现这些问题吗？

"更年期综合征"是怎么回事

中医认为，女子身体以七年为一个周期变代。到第七个周期，也就是"七七四十九"时，女性便开始进入更年期，此时肾气渐渐衰退，天癸枯竭，体内冲、任二脉虚衰，导致精血不足、阴阳失衡。

简单来说，就是你的肾气逐渐衰退了。我们可以将肾气分为肾阳与肾阴，肾阳就是我们通常所说的"命门之火"，它是一身阳气之根源，是掌管着人体健康和青春的"守护者"。当肾阳衰竭时，我们全身的阳气也就随之减少，阳气不能温煦机体了，与此同时，肾阴也在亏损，肾阴亏损同样会导致阳气无法潜藏。身体失去阳气的温煦，脏腑内的气血不相协调，新陈代谢变得缓慢，就会出现痰湿、瘀血，并渐渐加重；阳气还能帮我们抵御外邪，阳气不足，身体的抵抗力就会减弱，人就容易生病，因而越发显得衰老。

此外，我们也说肾为"先天之本"，肾的精气滋养着五脏六腑，尤其与肝的关系最为密切。肾精不足，就会导致肝失所养，肝郁气滞，所以这时就容易出现易怒、抑郁、烦躁等症状。

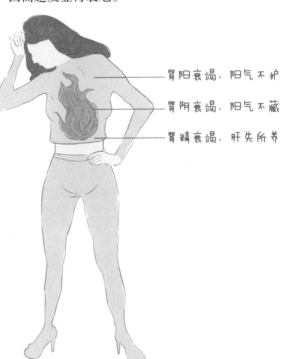

肾阳衰竭，阳气不护

肾阴衰竭，阳气不藏

肾精衰竭，肝失所养

这也提醒即将进入更年期，或已经迈入更年期的女性朋友，要想减轻更年期症状，就要提前做好自我调节，顾护阳气，补虚暖阳，以延缓身体衰老的速度，为健康的老年生活打好基础。

怎样做好自我调节，顾护阳气

1. 食材上选择振奋阳气的食物

中医认为，肾中精气充足，阳气就强，女性就会面色红润、耳聪目明。所以，要顾护阳气，平时就要多吃一些温补肾阳的食物，如羊肉、牛肉、乌鸡、桂圆、枸杞、黑豆、红豆、韭菜、菠菜、胡萝卜等。以下三款饮品可以尝试。

◎银耳莲子羹

做法：取银耳50克，莲子20克，大枣3～5枚。将银耳洗净，泡发，撕成小朵；莲子泡发，去芯，同银耳、大枣一起放入砂锅中，加适量的水，大火煮沸后转小火煮至银耳和莲子软烂，就可以食用了。

功效：莲子性平，味甘、涩，入脾、心、肾经，可以养心气、补脾气、益肾气。与银耳、大枣搭配食用，对更年期女性因气血不足而出现的心神不安、烦躁失眠、体虚带下量多等症状颇有益处。

◎枸杞黑豆浆

做法：取黑豆60克，枸杞10克。先将黑豆浸泡3～5小时，再把泡好的黑豆和枸杞装入豆浆机内，加入清水打成豆浆并煮熟即可饮用。

功效：黑豆自古就被誉为"肾之谷"，具有补肾强身、活血利水的功效，特别适合肾阳不足的女性朋友食用。搭配枸杞一起食用，可以滋补肝肾，益精明目，增强免疫力，调节体内雌激素分泌。

◎当归生姜羊肉汤

做法：取羊肉500克，当归10克，生姜15克。把羊肉洗净，在水中浸泡1小时，倒掉血污，放入炖锅中，加入当归和生姜，再加入足量的水，大火煮沸后转小火慢炖2小时，加盐调味，即可饮汤食肉。

功效：当归被誉为"女科圣药"，对三阳脉衰、气血亏虚所致的女性更年期症状有调理作用。生姜和羊肉可以温补阳气，生姜还能去除羊肉的膻味。经常喝这款当归生姜羊肉汤，可以振奋阳气，鼓动三阳脉上的气血，避免阳气过衰。

2.适当运动，增强阳气

运动可以升发阳气，而春季又是养阳气最好的季节，所以女性朋友在春季时可以适当增加一些户外活动，促进血液循环和新陈代谢，增强肠胃蠕动，使阳气充于全身。尤其是宫寒的女性朋友，适当做一些户外运动，多晒太阳，更容易促进体内阳气升发，达到补充阳气的目的。

◎女性养阳要做到"阴中求阳"

《黄帝内经》认为，人生于天地之间，天靠自然界的气息养护着人的阳气，地靠食物养护着人的阴气。所以，更年期的女性朋友也可以通过"呼吸养阳"的方式来顾护阳气，多到大自然中呼吸新鲜的空气，经常晒太阳，尤其是在寒冷的冬季。在晒太阳的时候，最好不戴帽子，这样阳光可以直达头顶的百会穴，百会穴是补充人体阳气最直接的路线入口。

3.调整心态，保持乐观

中医认为，大喜伤心，大怒伤肝，忧思伤脾，大悲伤肺，惊恐伤肾。也就是说，强烈的情绪波动容易导致脏腑精气损耗，进而引起五脏的病变。而更年期女性由于体内激素的变化，又容易出现烦躁、易怒等症状，这就会加重阳气的损耗。

因此，处于这个特殊阶段的女性朋友，应该积极调整自己的情绪，保持乐观的心态，以豁达的姿态看待周围的一切，避免损耗阳气，保持身心健康。

总而言之，如果你想顺利度过更年期，延缓衰老，就要学会固摄阳气、养护阳气，从而外御邪气、内守宁心。健康的生活方式相当于在我们的"肾阳银行"存款，肾阳充足了，人就不容易衰老，健康与美丽才会如影随形。

05 告别宫寒，这些方法少不了

我有一位女性朋友，今年刚刚三十岁出头，之前有两年多没见。有一天，她到我所在的城市出差，约我一起吃饭。我一见到她，简直惊呆了：短短两年时间，她看起来老了很多，眼角还出现了皱纹。当时已进入春季，她还裹着厚厚的羽绒服，看起来很冷的样子。

我问她："与前两年比，你看着变化很大呀！"

她说："别提了，我半年前流产了，身体没恢复好，现在经常感觉累不说，还特别怕冷。你快帮我瞧瞧，我这是怎么了？"

我给她把了脉，告诉她："你这是宫寒，气血功能差，回头我帮你调理调理吧。"

后来我给她调理了两个疗程，她就感觉好多了。

宫寒的女性朋友，除了对症服用中药进行调理外，平时自己也要多注意为身体补充阳气，让寒冷的子宫"温暖"起来。

哪些方法能"暖宫"

1. 按摩穴位，暖宫效果好

宫寒的女性朋友，我建议你平时多按摩关元穴、命门穴和足三里穴，对温暖子宫很有帮助。

关元穴是男子藏精、女子藏血之处，也是统摄元气之所。它位于我们的下腹部，前正中线上，脐下三寸。经常按摩这个穴位，可以培元固本，对女性宫寒痛经、肾虚、失眠等都有一定的疗效。在按摩时，你可以将食指和中指并拢，以手指指腹按揉，每次按揉 3 分钟左右。也可以将双手手掌相对揉搓，待手掌心发热时，敷于关元穴处。

命门穴是人体生命力的中心，也是元气所宿之处，以维持人体气血流畅不息，因此也被称为保健强壮的要穴。它位于我们腰部，后正中线上，第二腰椎棘突下的凹陷中。经常按摩命门穴，可以温养肾阳，健腰益肾，延缓人体衰老，对腰膝酸冷、四肢发凉、精神疲乏、浑身无力、宫寒不孕、习惯性流产等有疗效。在按摩时，你可以将右手的食指和中指并拢，用手指的指腹按压，每次3~5分钟即可。

足三里穴是足阳明胃经上的要穴，经常按摩它可以缓解胃痛、腰痛、腹泻、腰膝酸软、消化不良等病症，能起到补益气血、暖宫调经等作用。足三里穴位于腿部外膝眼下三寸，胫骨前缘外侧一横指处。在按摩时，可以用拇指指腹稍稍用力按揉，当你感觉穴位局部有酸胀感时，就表示按摩到位了。

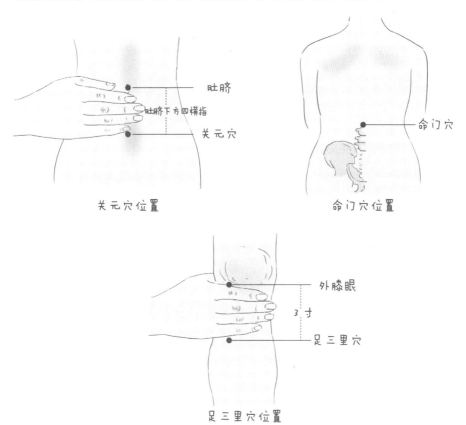

关元穴位置

命门穴位置

足三里穴位置

2.热水泡澡，改善血液循环

你可能不知道，经常泡热水澡不仅能缓解身体疲劳，还能温暖身体，祛除宫寒呢！

不过在泡澡时要注意，水温过高或过低都不合适。一般来说，37～39℃的水温是最合适的，对皮肤刺激较小。40℃是一个关键界限，一定不要让水温超过这个温度，否则水温对身体刺激增强，不利于健康，尤其对原发性高血压、动脉硬化、冠心病等慢性病患者来说，水温过高是有危险的。

在泡澡的时间上，如果是37～39℃的水温，可以泡20～30分钟；如果是40℃的水温，泡10分钟就可以了，时间不要太长。

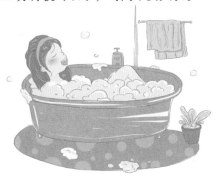

◎泡热水澡时做做缩肛运动

在泡澡时，你可以将盘坐的双腿伸直，让身体放松，然后进行缩肛运动。具体做法就是将肛门收紧、放松，重复动作10次。这个简单的小动作可以帮你锻炼支撑子宫的盆底肌肉，改善骨盆内部的血液循环，让你的下半身不再感到冰冷。长期坚持做缩肛运动对调理宫寒有帮助。

3.热水泡脚，防寒从脚起

我们的脚部有很多穴位，这些穴位还与五脏六腑相对应，经常用温热的水泡脚，就可以刺激这些反射区，从而促进人体血液循环，调节内分泌系统，增强各脏腑、器官的功能。尤其是对于寒性体质的女性朋友来说，经常热水泡脚，还能促进气血畅通，对缓解宫寒有帮助。

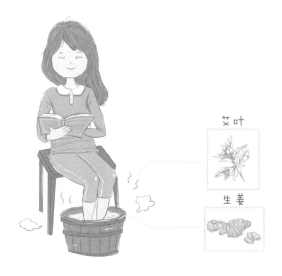

艾叶

生姜

在泡脚时，水温也要注意，一般水温以 38 ~ 43℃ 为宜，最好不要超过 45℃。水量则以没过三阴交穴为宜。泡上一段时间后，如果你感觉后背有些发热，或者额头微微出汗，就是泡到位了，泡的时间不要太长，否则容易导致脑供血不足，反而不利于健康。

◎**泡脚时加点中草药更有效果**

在泡脚时，你可以直接用清水泡，也可以加入一些中草药。宫寒的女性朋友，可以在泡脚时加入艾叶、生姜片等。艾叶是治疗妇科疾病常用的中草药，具有暖宫的作用。在泡脚前，可以先把艾叶放入纱布袋内，然后放入锅中加水，大火煮开后，再用小火煮 10 分钟，最后把煮好的艾叶水倒入泡脚盆里，晾到适宜的温度后就可以开始泡脚了。生姜也有祛寒保暖的功效，泡脚时加入几片生姜，也可以疏通气血，促进血液循环，达到温暖身体的目的。不过，女性朋友在经期时不宜乱用中药泡脚，如果要用的话，最好先咨询医生后再用。

总之，要想告别宫寒，以上的小方法就要用起来。只要你内外兼养，就能使身体慢慢温暖起来，远离宫寒，成为充满魅力的"暖"美人。

第六章
肝气疏的女性不易老

01 肝气郁结的女性易长瘤

我们都知道生闷气对肝不好，经常生闷气很容易导致肝气郁结，引发各种女性健康问题，最常见的，就是引发各类"瘤"。

我曾接诊过一位中年女性，平时一直夫妻感情不和，但为了孩子，又不想离婚。跟丈夫吵架时，也是一味地隐忍，自己生闷气。我问她为什么不说出来，她说，她不希望日子吵着过。

但是，长期的负面情绪积压，使她的身体出现了问题。当她到我这里就诊时，已经是乳腺癌早期了。我跟她说："你这个病，纯属'忍'出来的！"

中医讲，肝主疏泄，肝主要负责疏通气血。气"顺"了，人的心情才会舒畅。有些女性生气时也不发泄出来，而是把气闷在心里，时间久了，气血瘀滞就会结块。现在多发的甲状腺结节、乳腺增生、乳腺结节、乳腺癌、子宫肌瘤、胃癌等，都与肝气无法正常并及时舒发有密切的关系。

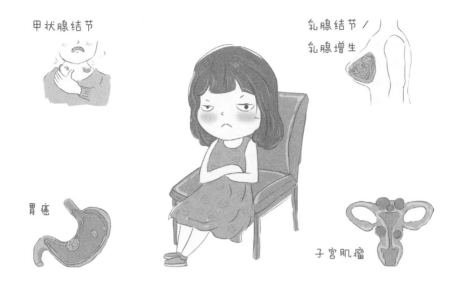

甲状腺结节

乳腺结节 / 乳腺增生

胃癌

子宫肌瘤

为什么女性更容易出现肝气郁结

女性肝气郁结出现的概率比男性要高得多，换句话说，就是肝气郁结更"青睐"女性。原因是大部分女性的情感比男性细腻，女性也更容易多愁善感，遇到问题爱往坏处想。久而久之，就会导致肝气得不到宣泄，一直处于郁结状态。正所谓"百病生于气"，气郁结久了，就会伤害肝。而肝又是疏通人体内各个通道的重要脏腑，肝气不顺，自然就会损害健康，出现消化不良、月经不调、胸胁胀痛等症状，严重时，就会导致各类肿瘤。

除了情志不畅外，女性以血为养，一生要经历经、带、孕、产、乳，数伤于血，阴血不足，肝血亏虚，会影响肝的调畅情志功能，从而加重健康问题。

◎肝气郁结与乳腺癌

临床上发现，乳腺癌患者主要以肝郁气滞型、血瘀痰湿型体质的人为主。这些人最常见的症状表现就是精神紧张、情绪抑郁、乳房胀痛、月经不调等。如果不良情绪不能及时疏导，肝气就会一直郁结在体内，最终诱发乳腺癌。

肝气郁结有哪些表现

1. 心情烦躁，焦虑不安

《黄帝内经》说："肝者，将军之官。"意思是说，肝在五脏中就像一个国家的将军一样，随时随地要调度蓄势待发的千军万马，负责指挥、调节人体活动，让我们身体内的气、血、水一刻不停地运行。只要肝气郁结，气血运行就很难通畅了，人也就容易变得烦闷、焦虑、暴躁易怒。有些女性朋友跟我说，有时候心里特压抑、想发火，我就告诉她们，这很可能是因为肝气郁结，甚至是气郁化火的情况了，也就是我们俗称的"肝火旺"。

◎肝火旺是怎么回事

中医认为，一些火气大、脾气暴躁的人往往是因为肝火太旺。肝火可以分为实火和虚火两类。

如果你经常感觉烦躁、易怒，胸胁部窜痛，有时还感觉眼睛干涩、发红、口苦、口渴，大便干燥，这些症状都属于实火，也就是肝火炽盛。这种情况大多是由精神抑郁，情志不遂，肝气郁结不舒、郁而化火所导致的。

虚火是指肝的阴血亏虚，使肝阳相对亢盛，一般是由于气郁化火，火热耗伤肝肾阴血，或者因为年纪增长而肝肾阴亏，肝阳亢奋引起的。虚火旺的女性朋友经常会伴有双目干涩、头晕目眩等症状。

2. 失眠多梦，容易惊醒

有很多女性朋友来就诊时都跟我说，自己特别容易失眠，好不容易睡着了，也会不断做梦，白天醒来后又会感觉特别疲乏、困倦。不仅如此，睡觉还特别"轻"，稍微有点儿动静就会惊醒，再想睡就更困难了。

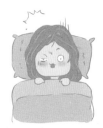

这些表现除了与心神失养有关外，与肝郁也有一定的关系。人体正常的情志活动，都依赖于肝主疏泄功能的正常，功能正常，气血运行就正常，气机舒

畅，气血调和，人就感觉轻松、愉悦；一旦肝失疏泄，气机不畅，会感觉情绪不佳、心情烦躁，进而影响休息和睡眠。

3.身体疲倦，精力不够

肝气郁结的女性会经常感到困倦乏力、精力不够，特别容易累。这往往是因为肝气不舒，气血不足。经常生闷气的女性，更容易肝气郁结，出现不自觉的叹气、胸闷气短、头晕目眩等症状。

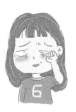

◎经常闭目养神，给肝脏解解压

肝脏的精气会上注于目，经常闭目养神，让自己全身放松，就会促进全身经络疏通，气血流畅，相当于在给肝脏"解压"。如果在饭后闭目静坐一会儿，还能让肝脏获得更多的血液，使肝细胞获得充足的氧气和营养物质，对肝大有益处。

4.脾胃失调，消化不良

你可能会发现，当我们心情不好时，食欲也会受到影响。不管你面前放着多么美味的食物，都提不起兴趣来。这其实就是所谓的"肝气乘脾"，情绪会直接影响身体对食物和营养的消化与吸收。所以我们会发现，肝脏不好的人往往会出现身体消瘦或体重持续下降的情况，并且免疫力也会跟着下降。

5.面部黄褐斑、舌质紫黯

肝气郁结的女性，脸颊部易长黄褐斑，大多舌质紫黯，像猪肝的颜色，或者有瘀斑、瘀点。肝气不舒，气血运行不畅，皮肤得不到滋养，就易长黄褐斑、面色黯淡无光。

02 心中有不快，合欢茶为你解郁

我在给女性患者诊疗治病的过程中，不但会直接针对她们的病症给出治疗方案，还经常给她们做心理建设，告诉她们，遇到问题要积极乐观，不要忧愁焦虑，以防肝火萌动或肝气郁结。保持良好的情绪，是养好肝气最有效的方法之一。

有的女性朋友说："我也想不生气、不闹情绪呀，可有时就是忍不住，怎么办呢？"

每当此时，我就推荐她们喝一款花草茶：合欢茶。

合欢花——"忘忧花"

很多人见过合欢的树，树上的花就是合欢花，它昼开夜合，相亲相爱，象征着忠贞不渝的爱情。但你可能不知道，火红娇艳的合欢花还是一种中草药呢！

合欢是含羞草科合欢属的乔木，它的花期一般在每年的五六月间。合欢花很漂亮，看上去就像一团团丝绒，所以合欢也被称为绒花树、马缨花。

《神农本草经》中提到，合欢花可以"安五脏，和心志"，对情绪抑郁、心神不宁、失眠健忘等都有很好的治疗效果，所以也被称为"忘忧花"。

《黄帝内经》中说："心者，生之本，神之变也。"另外，中医还有"诸花皆升"的认识，原因在于花都有香辛之味，而香辛之味是走窜向上的，可以直达巅顶，所以我们在闻到好闻的花香后，就会感到心旷神怡，神清气爽。合欢花味道清香，既可以安心安神，又可以清心明目。如果你平时感觉劳累过度，或感到心浮气躁、忧郁不解等时，都可以试试合欢花代茶饮。

◎忍住不哭不是坚强，是在给肝"下毒"

很多女性朋友喜欢转发一些标题类似于"你若不坚强，流泪给谁看"的"鸡汤文"，这种文章看起来的确很励志，但是，正因为过于要求"坚强"，让女性在遇到困难、挫折、压力时，统统都自己扛下来，并且告诉自己"不能哭"。然而你不知道的是，无论是痛哭流涕，还是默默流泪，都是对身体有好处的事情。当我们的情绪受到刺激时，身体就会分泌出不能马上被分解的毒素，这些毒素可以通过眼泪排泄出来。如果你非要忍着不哭，还觉得自己特别坚强，那简直就是在给你的肝脏"下毒"。时间长了，这些毒素就会堆积在体内，危害你的身体健康。

📄 合欢茶怎样冲泡饮用

晾干后的合欢花性平，味甘，入心、肝经。中医认为，它能"解郁安身，和络止痛"，可"治肝郁胸闷，忧而不乐，健忘失眠"等病症。

在冲泡时，可以取 6 克左右的干合欢花放入杯中，加入适量沸水。如果想让合欢花味道更好些，也可以在其中加入几块冰糖调味，晾一会后就可以喝了。经常喝这款茶饮，可以令五脏安和，心情欢悦，从而达到安神解郁的效果。

合欢花也可以和玫瑰花一起泡茶，取干的玫瑰花和合欢花各 3 克，一起放入杯中，冲入沸水，3 分钟后再加入冰糖调味，晾一会后饮用。玫瑰花可以缓和不良情绪、理气解郁、消除疲劳，合欢花也可以解郁安神、镇静养心，两种花一起饮用可以改善情绪低落、忧虑失眠等症状。

◎合欢花粥

做法：取 150 克粳米，30 克干合欢花，适量红糖。将粳米洗净，放入锅内，加适量清水，大火烧开后，转小火慢慢熬煮。待粳米熟烂后，加入干合欢花，再煮 5 分钟即可，最后加入红糖调味。

功效：合欢花可以养心安神，理气解郁，所以这款粥也具有改善肝气郁结的功效。如果在每天睡前趁热喝一碗合欢花粥，对肝气郁结所致的失眠多梦很有益，可以起到安神、助眠、美容养颜的功效。

◎合欢花猪肉汤

做法：取瘦猪肉 75 克，干合欢花 20 克，盐适量。先将干合欢花用水浸泡，洗净，放入锅内，加适量清水煮沸 10 分钟。将瘦猪肉洗净、切片后，放入煮沸的合欢花汤中，再次煮沸，最后加入盐调味，即可吃肉喝汤。

功效：经常喝这款汤，可以养肝疏肝、解郁安神，对精神郁闷、虚烦失眠等有益。

饮用合欢茶有哪些禁忌

虽然合欢茶可以让我们心情愉悦，但也不是每个人都适合饮用，很多人群都不适合喝合欢茶。比如，阴虚津伤、脾胃虚寒、风热自汗的女性朋友，以及因为外部因素导致失眠的女性朋友，就不宜饮用这款茶饮。

另外，我也不建议怀孕的女性朋友饮用合欢茶，孕期应当少用药物，如果出现了烦躁易怒、失眠多梦等症状，最好是以心理疏导为主。

03 柴胡、当归、川芎搭配起来

在《红楼梦》中，聪明秀丽、个性孤傲的林黛玉患痨病去世，现在看来，其实她的病与她长时间的肝气不舒有很大关系。

《红楼梦》第八十三回中，王大夫为林黛玉诊治后，清楚地说道："六脉皆弦，因平日郁结所致。"并且从脉理中，分析林黛玉的病"应得头晕、减饮食、多梦，每到五更，必醒个几次；即使日间听见不干自己的事，也必要动气，且多疑多惧。不知者疑为性情乖诞，其实肝阴亏损，心气衰耗。"这段病情分析也给女性朋友提了个醒，想要健健康康的，就不要伤及肝脾、损耗气血，而是要养好肝脏，使肝气疏通。肝藏血，肝主筋，肝好了，身体才不会出现血虚、阴虚、腰膝酸软等问题。

有几味中药对补肝养肝、疏肝解郁很有帮助，如果我们平时能科学地把它们搭配起来使用，往往能起到疏通肝气、养血和血等功效。这几味中药就是柴胡、当归和川芎。

柴胡、当归、川芎都有哪些功效

柴胡也叫茹草、山菜，以根部入药。中医认为，柴胡性凉，味苦，入肝、胆经，具有和解退热、疏肝解郁、升举阳气的作用，我们在临床上经常用它来治疗感冒发热、胸胁胀痛、女性月经不调、面色萎黄等病症。比如，对于女性肝气郁结、气滞血瘀造成的面色萎黄、面部色斑等，就可以用柴胡疏肝散加桃红四物汤，主要药物有柴胡、陈皮、川芎、香附、枳壳、白芍、炙甘草等。柴胡有可能劫肝阴，用量不宜过大，需要在医生指导下使用。

当归也叫干归，以干燥的根部入药。中医认为，当归性温，味甘、辛，入肝、心、脾经，具有润肠通便、养血和血、调经止痛等功效，对于女性的血虚、面色萎黄、心悸眩晕、月经不调、腰痛腹痛等具有较好的疗效。我们前文提到的《红楼梦》中的林黛玉，她生病大部分是因为生气、抑郁，这股气没有疏解出去，最终就将她的肝血耗竭了。因此，在很多妇科疾病用药中使用当归，就是为了把肝血补上去，补充肝气郁结对肝血的过度消耗。从这个角度来说，当归也是一味对女性非常有益的中药。

川芎性温，味辛，入肝、胆经，《本草纲目》中记载其"燥湿，止泻利，行气开郁"，具有活血、通经、行气及祛风止痛的功效。临床上经常会用川芎治疗头痛眩晕、胸胁刺痛，以及女性痛经、月经不调、闭经等病症。

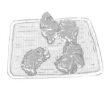

柴胡、当归、川芎配伍都有哪些功效

1.柴胡配川芎

柴胡有疏肝解郁的作用，川芎可以行气活血，因此中医经常会将这两味中药搭配在一起使用，再根据患者的具体病症，配伍其他药物。比如，配伍疏肝解郁的香附，三者配伍水煎后服用，就能疏肝理气，调节因肝气郁结引起的脾气暴躁、胸胁胀痛、失眠多梦、嗳气纳差、月经不调等症状。我们常见的柴胡疏肝散，就是以柴胡配伍川芎为主药的，可以疏肝理气、活血止痛。

现代药理学研究表明，柴胡中的柴胡皂苷能够降低人体内的胆固醇，增强血管弹性，所以柴胡配伍川芎使用，还能辅助治疗心血管疾病呢！

2.柴胡配当归

柴胡配伍当归使用，也具有疏肝理气的功效，对治疗情绪不遂、肝气郁结导致的压抑、烦躁、胸胁苦满、乳房胀痛、月经不调等症状有疗效。比如，经常用于治疗肝郁脾虚所致的郁闷不舒、胸胁胀痛、头晕目眩、食欲不振、月经不调等病症常用的逍遥散，就是以柴胡为君，又配伍当归、白芍、白术、茯苓、薄荷、生姜、炙甘草，发挥疏肝解郁、养血柔肝的作用。

3.当归配川芎

当归以养血为主，川芎以行气为要，因而两者搭配使用，可以气血兼顾，具有行气活血的功效。我们在前文中提到的四物汤，就是以当归与川芎配伍使用的。

◎"产后第一汤"——生化汤

生化汤出自清代著名医家傅山的《傅青主女科》。这款汤药是由当归15克、川芎6克、桃仁3克、炙甘草3克、炮姜3克组成，用水煎服。其中，当归可以补血活血，川芎能活血行气，桃仁可以活血祛瘀，炮姜可以温经止血，甘草可以补脾益气，缓和药性。因此该方以养血活血、祛瘀缩宫为主，使新血生、瘀血化，生生化化，去瘀生新，故名生化汤。女性朋友生完宝宝后，身体多虚多瘀，喝生化汤对促进子宫恢复、排出恶露很有帮助。

以上三味中药合理配伍，可以帮助女性朋友疏肝气、缓解抑郁。我们在自行购买中药时，如果发现其中有这几味药物，便知道它们的功效是疏肝养血、养肝护肝的了。当然，服药也最好能遵医嘱，这样才能对症治疗，药到病除。

04 疏肝理气，这几种食物要吃上

中医认为，肝主疏泄。肝气条达，身体健康；肝气郁结不舒，身体就会出现各种各样的不适症状，如心情抑郁、消化不良、脸上长痘生斑等。这些症状不但影响女性的健康，还影响美丽。因此，我经常跟女性朋友们说，我们要做好疏肝理气的工作，才能拥有由内而外的魅力。

说起疏肝理气，日常生活中最安全、最方便的方法要数食疗了。虽然食疗不如直接服用药物见效快，但相比于药物不良反应更小。平时多吃一些对肝脏好的，既能疏肝理气，保护肝脏，也能为身体提供其他营养，可谓是一举两得。

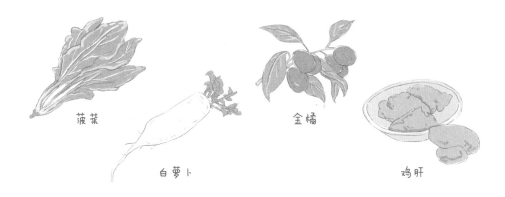

菠菜

白萝卜

金橘

鸡肝

哪些食物可以疏肝理气

1. 菠菜

菠菜味甘，性凉，《本草纲目》中指出，菠菜可以"通血脉，开胸膈，下气调中，止渴润燥"，可见菠菜可以促进气血循行、滋阴润燥。在春天多吃一些菠菜，可以起到很好的养阳护肝、疏肝理气的作用。

◎菠菜粥

做法：菠菜50克，粳米200克，盐适量。将粳米淘洗干净，放入锅内，加适量清水熬煮成粥；将菠菜洗净，放在沸水中焯一下，捞出后沥水，切断，放入粳米粥内，再加入盐调味即可食用。

功效：粳米养脾胃，具有滋养五脏、健身强体的功效，而菠菜则是最好的养肝蔬菜。一起煮粥食用，可以疏解肝郁、滋阴养肝。

2. 白萝卜

白萝卜具有很好的疏肝、理气、健胃、清热的功效，平时多吃白萝卜对身体有好处。尤其是女性朋友，经常吃白萝卜不仅能顺气，还能减肥美容呢！《食疗本草》中就称萝卜"利五脏，轻身益气""消食下气，甚利关节，除五脏中风，练五脏中恶气，服之令人白净肌细"。

吃白萝卜时，最好再搭配一些行气的药食，如山楂、神曲、陈皮等，可以有效缓解脘腹胀满、嗳气吞酸等症状。

◎白萝卜适合生吃

白萝卜可以促进消化、理气止痛，它含有芥子油和木质素，还含有多种酶。但是，这些酶、木质素等都不耐热，在高温下就被破坏了，所以，生吃白萝卜可以让它发挥更好的食疗功效。

3. 金橘

《本草纲目》中记载，金橘"下气快膈，止渴解醒，辟臭。皮尤佳"。也就是说，金橘具有理气解郁、止渴醒酒、消食除臭等功效，最适合肝郁气结、肝火旺盛及食欲不振的人食用。

◎金橘饮

做法：取金橘250克，白蔻仁20克，白糖适量。先把金橘洗净，放入锅内，加适量水，中火煮5分钟，再加入白蔻仁和白糖，用小火煮3分钟即可。

功效：白蔻仁也叫豆蔻，它可以理气宽中、开胃消食，与金橘一起煮水饮用，可以疏肝解郁，调和脾胃，很适合女性朋友作为茶饮哦！

4. 鸡肝

鸡肝具有疏肝气、解肝郁的功效。鸡肝中还含有丰富的微量元素铁，可以促进红细胞再生，具有补血、养血的功效，这一点对于女性朋友来说也是一个福音。

◎菊花鸡肝汤

做法：鸡肝100克，菊花10朵，茉莉花24朵，银耳5克，调味料适量。将银耳泡发后洗净，撕成小朵；菊、茉莉花洗净；鸡肝洗净，切薄片。锅内加入沸水，加入料酒、姜片，下银耳煮10分钟，再下入鸡肝，再次煮沸，改小火慢慢熬煮。待鸡肝煮熟后，加盐调味，再加入菊花和茉莉花，煮2分钟即可。

功效：鸡肝性微温、味甘苦，可以补肝益肾，止血补血；菊花性微寒、味甘，可以散风热、平肝明目；茉莉花性微凉、味甘，可以清热解毒、理气和中。三者一起煮汤饮用，不仅能行气解郁，还可以消食化积、提神醒脑。

🔍 肝脏还喜欢"吃"哪些食物

除了以上几种常见的、具有很好的疏肝理气的食物，其实我们生活中还有很多肝很喜欢"吃"的食物。

根据中医五行理论，青色入肝。也就是说，肝最喜欢的是青色的食物。在中国的古代，青色代表的是万物的初始和植物的生机，因而青色也被看成是草木刚刚生长的颜色。对应到饮食当中，就是青绿色的蔬果。因此，女性朋友想要养护肝脏，平时就要多吃一些青绿色的蔬菜、水果等，除了上文中我们说到的菠菜外，还有小白菜、油菜、韭菜、西蓝花、莴苣、茼蒿、香菜等青绿色蔬菜，以及青苹果、猕猴桃、青枣、阳桃等青绿色水果。这些食物都有益于肝气的循环和肝脏的代谢。

05 动起来，坏坏情绪快走开

我们经常会因为琐碎的生活和繁忙的工作而感到烦恼，长期情绪不佳，就会令情志受损，肝气不疏，肝胆的疏泄功能失常，进而损伤身体健康。

我有一位朋友，原本在城里有一份不错的工作，生完孩子后，把孩子送回老家请父母照顾，自己生活倒也惬意。

可后来孩子要上学了，便来到她所在的城市。由于每天要照顾孩子的饮食起居，她在工作上逐渐变得力不从心，加上孩子从小没怎么在她身边生活，跟她相处起来又有很多矛盾，这让她的压力越来越大，情绪也变得暴躁起来，动不动就怒气冲天，有时还打骂孩子。

有一天，她找到我，跟我诉了一通苦，我说："我看你的状态不太好，给你把把脉吧。"结果一把脉，我就发现她已经有比较严重的肝郁气滞了。我说："你要马上调理一下，尽快走出情绪的低谷。"

我给她配了几副药，同时教给她一个好办法，就是运动，让自己动起来，把坏情绪统统赶跑。

运动为什么能疏通肝气

《黄帝内经》中说，"肝主筋"，运动可以舒筋活络，促进气血平衡，养护肝脏。不仅如此，动则生阳，运动还能激发身体的阳气，尤其对于阳气原本就比男性弱的女性来说，多运动对身体的好处更多。身体素质增强了，肝脏的负担自然就减轻了，肝气也就顺畅了。

◎养肝"嘘"字功

你听说过养肝的"嘘"字功吗？它可以帮助女性朋友养肝护肝，疏肝解郁。具体做法是：两脚自然分开站立，采用腹式呼吸，用鼻子吸气，嘴呼气。吸气时两唇轻合，舌抵上颚，呼气时收腹，提肛，同时发出"嘘"音。音调要柔细匀长，使气呼尽，嘘后调息时要闭目凝神。

按照上面的方法，每天早、晚各做一次，只要你天天坚持，就一定可以收到好的效果。我就把这个方法推荐给我的那位肝郁气滞的朋友，她跟我说，每次"嘘"完后，都感觉心里轻松了不少，情绪也会慢慢平复。

哪些运动能疏肝解郁

1. 散步

散步是最佳的护肝养肝运动。散步可以自己进行，也可以跟家人或朋友一起进行，到户外呼吸呼吸新鲜空气，接触一下大自然，彼此分享一下心事、倾诉一下烦恼，不仅能缓解情绪、消除疲劳、调节精神，还能因为全身都动起来而加快血液循环速度，使血液通达。血液通达了，身体的气血运行就通畅了，肝脏的负担自然就减轻了。

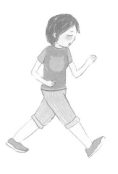

散步宜选在晚饭一小时后，尽量避免在白天阳光强烈的时间散步，白天散步也更容易让人疲惫，增加肝脏负担。而晚饭一小时后，不但没有强烈日光的照射，人体各项机能也都处于一种比较平稳的状态，全身血液分配均衡，最适合约上几个好友一起散步了。

散步结束，回到家后，再喝上一杯疏肝解郁的花草茶，如佛手茶，对情绪缓解会更有帮助。

◎佛手茶

做法：取15克佛手，白糖适量。将佛手洗净，用开水冲泡，再加入白糖调味，即可饮用。

功效：佛手气味馥郁，闻到这个味道，就像是在我们封闭的肝脏上打开了一道门，使滞留在肝中的郁气顺流而出，从而达到疏肝解郁的效果。中医认为，佛手具有疏肝、健脾、和胃的功效。如果你有肝气不舒、脾胃不适的症状，就可以用佛手来泡茶饮用。

2. 慢跑

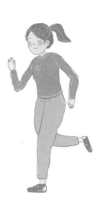

慢跑可以说是当下非常流行的一种有氧运动方式了。坚持慢跑不但能加快身体的新陈代谢速度，增加能量消耗，还能促进体内多余代谢物质排出体外，更关键的是，慢跑可以抑制紧张激素的分泌，同时释放出让人感觉轻松、愉快的内啡肽，让人精神振奋、情绪愉悦。心情好了，没有了愤怒、抑郁、悲伤等负面情绪，也就无须肝脏来疏泄了。肝脏的负担轻了，自然也就健康了。

◎你知道一天中什么时间最适合慢跑吗？

很多人习惯把慢跑的时间选在清早，然而一天中最适合慢跑的时间是傍晚的5点到6点之间，因为这时人体的温度最高，肌肉的血液供给量充足，慢跑的时候也能释放出更多的能量，因而也更容易帮你缓解压力，放松身心。

当然，这也不是要求你必须要在这个时间段去慢跑，其实不管你养成了在什么时间运动的习惯，只要让身体动起来，就一定会有所收获和改变。

3. 瑜伽

瑜伽是一项非常适合女性的运动项目，不但能调整形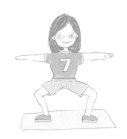体，还能调节情绪，缓解压力，提高人体的自愈能力，对肝病、原发性高血压、心脏病、肥胖症、神经衰弱等，都有很好的辅助治疗效果。

如果你平时时间比较充裕，可以选择适合自己的瑜伽项目，坚持练习，一定会收到很好的效果。

4. 伸懒腰

这项小运动特别适合那些久坐不动，经常伏案工作的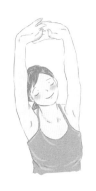女性朋友，这类女性很容易出现上半身，尤其是脑部和颈部的供血不足。而长时间供血不足，身体代谢不畅，上半身产生的代谢废物就无法及时排出，这就会间接增加肝脏的负担。又因为经常坐着，对着电脑工作，有时也容易出现大脑疲倦、精神紧张、情绪不佳等状态。长此以往，也会导致肝气不疏，身体不适。

中医认为，"人卧血归于肝，人动则血流于诸经"，在工作之余，站起来伸个懒腰，就可以让血液遍布四肢和各条经络之中，从而促进血液循环，赶走疲劳，缓解焦虑。

第三部分
保护你的秘密花园

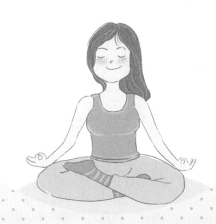

第七章
挥别炎症更阳光

01 白带异常，需要格外留心

通常从青春期发育开始，女性就会开始分泌白带了。从此以后，这个"朋友"就像月经一样，若即若离地陪伴女性的大半生。

白带是女性健康的"晴雨表"，白带出现异常时，往往提示健康出现了问题。

前几天有个女孩来就诊，说自己正处于热恋期，但是跟男友约会时，却出现了尴尬事：男友说自己身上有一股"怪怪"的味道，像鱼腥味，很难闻。她一开始没注意，后来去厕所时，才发觉一股异味从私处飘出来，出来后她赶紧找个了借口回家了。

她问我："医生，我这个是什么味道呀？我自己都觉得很难闻，而且阴部有时还瘙痒。"

我给她做了检查后，告诉她："你这是白带异味，可能患有阴道炎，抓紧时间做个全面检查吧。"

她感觉挺意外，又问我："医生我怎么会得阴道炎呢？我平时都挺注意卫生的呀！"

我说："阴道炎的发病原因有很多，先做个检查，找一下病因。"

正常的白带长什么样

昨天有个女孩来就诊，跟我说："医生，我怎么闻着自己短裤上的味道酸酸的，是不是不正常呀？您给我查个白带常规吧！"结果检查出来后，无论是从分泌物的外观，还是从显微镜下的检验来看，结果都是正常的。

其实像这样的患者并不少，她们经常会问我："医生，我最近白带有点儿发黄，是不是不正常呀？""我感觉自己的白带有点儿异味，您给我查查吧，会不会有什么问题？"

女性朋友们有这些担忧都是很正常的，这说明大家已经知道关注自己的健康问题了。白带的确与妇科疾病之间有着密切的关系。但是，我们也没必要杞人忧天，认为白带的量稍微多了些，或是白带的颜色稍微黄了些，或是有点儿什么味道，就怀疑自己的白带不正常。

一般来说，正常的白带是有一点儿酸酸的味道的，这是因为我们女性阴道中常驻着一种优势菌群，叫作乳酸杆菌。它平时利用阴道上皮的糖原来合成乳酸，抑制其他细菌生长，所以正常的阴道分泌物都会有一种淡淡的酸味。

实际上，白带的性状在女性生理周期的不同阶段是不同的。在排卵期，白带会比较多且稀薄，像鸡蛋清一样透明；在黄体期，白带分泌比较少且黏稠，观察内裤的话，会发现上面有白色或淡黄色的痕迹；如果是月经前后，白带又会呈现咖啡色，表示月经即将到来或即将离开。

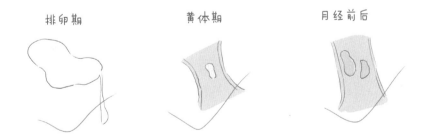

排卵期　　　　　黄体期　　　　　月经前后

以上这些都只是生理性的变化，属于正常现象，我们不需要太担心。但如果你发现它有酸臭的味道，或其他难闻的味道，那往往提示可能有其他异常。

哪些表现属于白带异常

1. 白带呈泡沫状，阴部有瘙痒感

正常情况下，白带里是不会有泡沫的，如果阴道分泌物呈泡沫状，并且比较稀薄，闻起来还有比较奇怪的味道，同时伴有阴部瘙痒、灼烧等不适感，那就属于白带异常了，一般提示可能有滴虫性阴道炎。

阴道分泌物　滴虫性
呈泡沫状　　阴道炎

2. 白带呈豆腐渣状，且有异味

如果你发现自己阴道分泌物像豆腐渣一样，还伴有一股难闻的异味，同时还有阴部瘙痒、发红等症状，通常提示可能患上了霉菌性阴道炎。

阴道分泌物　霉菌性
呈豆腐渣状　阴道炎

3. 白带增多，且有腥臭味

如果你不是处在排卵期，但阴道分泌物却非常多，并且闻起来还有一股腥臭味，这时也要引起注意。假如只是分泌物多并有腥臭味，没有阴部瘙痒感，那么可能是患上了细菌性阴道炎；要是同时还伴有内部瘙痒感，则可能是其他类型的阴道炎。

阴道分泌物　细菌性
有腥臭味　　阴道炎

4. 白带里夹有血丝

如果不是在经期前后，白带中带有血丝，一般是妇科疾病的表现，其中最常见的就是慢性宫颈炎。除此之外，一些比较严重的妇科病症，如宫颈癌、子宫内膜癌等，也会有这种情况。所以，一旦发现白带里夹有血丝，一定要到正规医院就诊，及时确定病症，及早治疗。

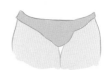

白带里夹有血丝

多种妇科病可能

◎慎用各类阴部清洗液

有些女性朋友为了清洁，经常使用各类阴部清洗液清洗阴部或冲洗阴道，有的女性朋友甚至跟我说，她们会用肥皂来反复清洗外阴。这些方法都是不可取的，很容易引起阴道的 pH 值改变，导致阴道正常菌群失调，破坏阴道的酸性抗菌环境，诱发各类妇科疾病。

其实，我们只要每天用温水清洗外阴部就可以了，流动的清水最好，如果条件允许，尽量采取淋浴的方式冲洗。如果淋浴不方便，你可以准备一个单独的盆用于清洗外阴，在清洗时，先清洗阴部，再清洗肛门，并且不要冲洗阴道内部。因为阴道内部有自洁功能，经常清洗容易引起阴道菌群失调。

02 外阴疼痛，某些信号在警示你

女性朋友一旦发现自己有白带异常、白带异味等问题时，可能心里很快就能判断出，自己应该是得了什么阴道炎症。但是，有些女性发现自己的白带并没有异常，也没有什么异味，但是外阴却经常感觉疼痛不适，有时发现阴毛里生了几个小痘痘，或者外阴口长出很多小疙瘩，一旦有白带分泌时，又疼又痒，简直不要太难受！

这是怎么回事呢？

我前几天接诊了一位 50 多岁的大姐，她说自己已经有三个多月的外阴疼痛症状了，一开始出现外阴疼痛时，她没当回事，但是慢慢地发现，自己的外阴周围长了很多红疹，她每天清洗也没什么作用。尤其在性生活时，感觉又涩又痛。无奈之下，她只能拒绝跟丈夫过性生活，两口子因此闹得很不愉快。

我问她："您怎么不早一些过来检查呢？非要忍受这么久。"

她有些不好意思地说："这么大岁数了，这不是感觉有点儿丢人么！医生，您说这是啥病呢？"

我说："我得先仔细给您检查一下，这个诱发原因还是很多的。"

女性外阴是个很敏感的部位，如果出现外阴疼痛，往往也是疾病的信号。

外阴疼痛隐藏着哪些健康信号

1. 外阴炎

外阴炎是指病原体侵犯或受到各种不良刺激导致的外阴部发炎。它可以独立出现，也可以与阴道炎、泌尿系统感染等疾病同时发作。外阴炎最典型的表现就是外阴部有自发疼痛、触痛或灼烧感，甚至会出现肿胀、红疹、糜烂等严重症状。

既然叫作"炎"，那它就一定是有诱因的，通常认为外阴膜是由滴虫、霉菌、细菌、真菌、病毒等病原体感染引发，也可能是由阴道异常分泌物、尿液、大便等自身刺激物所引发。

2. 毛囊炎

有不少前来就诊的患者都跟我"吐槽"，说："医生你知道吗？我的外阴口部和阴毛里面竟然会生痘痘，而且还很痛，这是怎么回事呀？"

聊到痘痘，女生都能侃侃而谈，但说起外阴生痘痘，那就令人难以启齿了！实际上，有很多女性朋友都出现过这种情况，这种痘痘一般与绿豆差不多大小，摸起来硬硬的，挤几下的话，有时还会像我们脸上的痘痘一样，会"爆浆"。这种情况多数属于外阴毛囊炎，与平时久坐导致阴部潮湿、不透气等有关。

◎怎么在家处理外阴毛囊炎

如果你只是在长阴毛处发现生有痘痘，而没有其他不适症状，白带、月经等也都正常，那么基本可以判断这就是外阴毛囊炎。它一般是由局部长时间摩擦刺激，或者在性生活时发生损伤，导致病原体入侵感染导致的；也有可能是患者自身的卫生习惯不太好，导致局部抵抗力下降而引发的感染。

对付外阴毛囊炎，我们可以先准备一些碘伏，先给痘痘和周围部位消毒之后，再在痘痘上面涂抹适量的夫西地酸软膏或百多邦，每天涂抹 2～3 次，消炎的效果会比较好。

另外，我们自己平时也要注意日常卫生，比如勤换洗内裤，经期要勤换卫生巾，性生活前后也要进行外阴清理、清洁。这些习惯都可以避免阴部毛囊炎的发生。

3. 外阴损伤

外阴损伤也容易导致外阴部位疼痛，有时我们感觉外阴瘙痒时，可能会用手抓挠，一旦挠破，出现皮肤损伤，自然就会引起疼痛。由于外阴部位比较特殊，一旦有白带分泌增多，又会加重局部潮湿感和细菌滋生，这又会加重外阴痛感。

4. 性病

有一些性病也可能引起外阴疼痛，不过，性病的症状除外阴疼痛外，还会有肿胀感、瘙痒感等异样的感受，同时，外阴常会生长一些赘生物，比如大家熟知的尖锐湿疣，就是感染 HPV 后长出的菜花样赘生物。

外阴疼痛如何应对

其实外阴疼痛是身体向你发出的求救信号，因此，无论是什么原因导致的外阴疼痛，都希望你重视起来，及时规范就诊，早点找到病因，早点彻底治愈，切不可因为不好意思而自己私自用药涂抹。

一旦感觉自己外阴有疼痛、肿胀、灼烧感，或者外阴皮肤出现红疹甚至糜烂时，一定要及时到正规医院就诊，请医生帮忙处理和治疗。记住，一定要到正规医院哦！

03 阴道炎为什么会找上你

阴道炎是一种发病率非常高的妇科疾病，它的主要临床表现是白带的量增多，白带的颜色和质地异常且有异味，还伴随外阴瘙痒、灼热感，性交时还会出现阴道疼痛感，还可能同时出现泌尿系统感染的症状，如尿频、尿急、尿痛甚至排尿困难等。

那么，为什么有些女性会患上阴道炎呢？

为什么会患上阴道炎

在正常情况下，女性阴道对一些病原体的侵入是有自然的防御功能的，比如阴道口闭合、阴道前后壁紧贴等生理结构。这些结构就像一堵墙一样，阻隔着外界病原体的入侵。不仅如此，女性阴道中有乳酸杆菌，使阴道处于一种天然的弱酸性环境之中，目的也是阻止那些适合在碱性环境中生长的病原体进入。

如果因为各种因素，阴道内乳酸杆菌数量大幅度减少，阴道内的酸性环境遭到破坏，那么，一旦接触到病原体，失去了保护的阴道就成了病原体生长繁殖的温床，这些病原体就会大量繁殖。所以，阴道炎是在阴道菌群失调的基础上、又接触到病原体而引发的一种疾病。

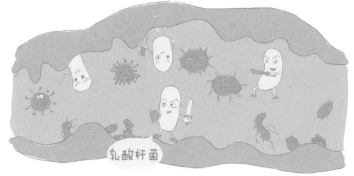

一般来说，阴道炎是比较难发现的，尤其是轻症时，白带增多、外阴瘙痒等症状并不明显，所以不少女性朋友即使患有阴道炎，也不会特意去就诊。大多数的阴道炎都是在体检时才会被查出来。

导致阴道内菌群失调的原因

1. 过度清洁

阴道属于比较私密的地方，还经常会有白带、月经等分泌物，有些女性比较爱干净，总感觉阴道分泌物很脏，于是每天清洗好几次，甚至会用一些碱性洗液、药用洗液等灌洗阴道。殊不知，这样不但不能起到清洁作用，还会破坏阴道内的酸性环境，继而使大量细菌滋生，就容易患上细菌性阴道炎了。

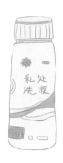

2. 滥用抗生素类药物

现在人们对抗生素的依赖越来越强，其实滥用抗生素的危害很大，诱发阴道炎就是其中的一种危害。因为抗生素会抑制女性阴道内的乳酸杆菌生长，扰乱阴道的菌群平衡状态，继而导致阴道内病原体繁殖，引起阴道炎。

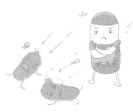

3. 性生活不节制

有些女性平时性生活比较频繁，或者性伴侣较多，也容易引发阴道炎，因为男性精液的 pH 值在 7.2 ~ 7.8 之间，频繁的性生活容易导致阴道的酸性环境改变，令病原体滋生。如果性伴侣有生殖器官的感染，也会导致女性的交叉感染，使阴道炎反复发作。

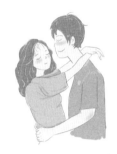

另外，频繁的性生活还容易导致阴道频繁外伤，这也会令平时被压制的病原体迅速生长，这些病原体会导致阴道表层细胞脱落增多，使阴道分泌物增多，大量的炎性分泌物会刺激外阴皮肤，这时，我们就会感觉白带增多、外阴瘙痒加重。

04 学起来，应对反复难搞的阴道炎

"阴道炎"这三个字，女性朋友往往是"闻之色变"，因为阴道炎治疗起来很麻烦，经常怎么用药都治不好，而且很容易复发。

其实，阴道炎并没有我们想象的那么可怕，如果经常复发，通常与治疗不规范和平时习惯不良有关。

除了阴道炎本身，还可能有其他诱因。在治疗阴道炎时，通常包括消除诱因，比如患有糖尿病的女性朋友，很容易出现霉菌性阴道炎反复发作，那么在治疗时，就要先积极进行降血糖治疗。

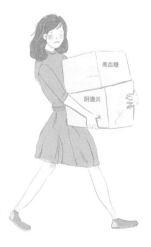

我之前在门诊接诊了一个32岁的患者，她的霉菌性阴道炎总是反复发作。我建议她在外用药物来治疗霉菌性阴道炎的同时，再去查查血糖。结果出来后，她确诊了糖尿病，用药物控制了一段时间的血糖后，血糖平稳了，霉菌性阴道炎也不再反复发作了。

如果你的血糖正常，但阴道炎仍然反反复复，那么，你可以看看是不是出现了以下这些问题。

阴道炎为什么会反复发作

1. 治疗期间擅自停药

阴道炎的治疗是有疗程的，如果你没有遵医嘱按疗程用药，发现炎症减轻了就擅自停药，那你就很难彻底"制服"它。有些患者担心用药时间太长有不良反应，只要见效，立刻就不再用药了。而事实上，不管是阴道炎还是其他疾病，在治疗过程中都有一个治疗期和巩固期，如果你没有遵医嘱用够疗程，是很容易反复发作的。

2. 过度清洁，破坏了阴道环境

有些患者说，自己也坚持治疗，药也用够疗程了，为什么还会反复呢？

这可能是因为你过度注意私密部位的卫生，对阴道过度清洁，结果破坏了阴道本身就具有的自我防护调整功能所致。过度清洁破坏了阴道的菌群平衡，也会导致阴道炎反复发作。

3. 忽略性伴侣的治疗

各类妇科炎症的发生，尤其是阴道炎的反复发作，与男性往往有着密切的关系。部分病原体引起的阴道炎，如滴虫性阴道炎，也需要男性伴侣参与治疗，共同服药，避免发生性行为后女性再次感染。

怎样彻底"搞定"难缠的阴道炎

由于阴道炎发生在阴道内部，属于私密部位，一些女性朋友患病后往往会讳疾忌医，不好意思去医院就诊，而是自己买一些药物进行治疗。这不但不能治好阴道炎，还可能延误病情，使后期治疗的难度增大，这种行为是不可取的。当你感觉到阴道瘙痒、灼热甚至疼痛不适时，请第一时间去妇科找医生就诊，做一个白带检查，这样才能对症治疗。

虽然阴道炎看起来好像很难缠，但其实治疗起来并不难。在治疗时，医生一般会根据不同类型的阴道炎来针对性地进行全身用药或局部用药。

1. 滴虫性阴道炎

如果你被诊断患上了滴虫性阴道炎，就要遵医嘱科学用药。在用药时，要注意下面几点：

（1）医生通常会给你开甲硝唑片，请遵医嘱服用，通常要坚持服药1周，并且联合使用甲硝唑栓。

（2）由于滴虫性阴道炎具有传染性，所以你的性伴侣也要同时用药。

（3）用药期间及停药3天内，禁止喝酒。

（4）用药期间要避免性生活。

（5）用药结束后要定期复查。

2. 霉菌性阴道炎

霉菌性阴道炎也是一种很让人头疼的妇科疾病，它除了会引起阴部瘙痒，还会引起疼痛、尿频等症状。在治疗过程中，一般医生会给你开克霉唑阴道片或氟康唑片，用于局部治疗（千万要看清楚，别把外用药物吃进肚子了），每天1次，坚持2周；也可以选择咪康唑栓，每天1次，坚持1周。

3. 细菌性阴道炎

全身用药通常会选择甲硝唑片口服，每天 3 次，坚持 1 周，或者服用效果更好、对胃肠道刺激更小的奥硝唑、替硝唑，和治疗滴虫性阴道炎一样，在服药期间及停药 3 天内要严格禁酒。局部用药主要选用甲硝唑栓剂，每天晚上塞入阴道 1 粒，连续使用 7 ~ 10 天，在用药期间禁止性生活，否则会影响治疗效果。

◎远离阴道炎的几点小诀窍

要彻底远离各类难缠的阴道炎，我们就要注意以下几个问题：

（1）平时多多锻炼身体，增强身体抵抗力。

（2）穿透气的内裤，并且每天换洗、晒干。

（3）每天清洗外阴，保持外阴干燥，但清洗时尽量用温开水，不要乱用各类洗剂。

（4）不要自行冲洗阴道，也不要随意口服各类抗生素。

（5）经期勤换卫生巾，平时少用护垫，避免阴道处于潮湿的环境。

（6）消除各种发病诱因，如积极治疗糖尿病，不滥用抗生素、性激素等。

【友情提示】各种药物要在医生的指导下使用，切忌自行用药！

05 减少泌尿系统感染，这样护理很重要

女性的泌尿、生殖系统结构比较特殊，相对于男性来说，更为开放，女性的尿道要比男性短且宽，长度仅有 3 ~ 5 厘米，而阴道和肛门周围有大量微生物，阴道分泌物又作为"培养基"，使微生物更易繁殖，所以，女性很容易出现泌尿系统感染。特别是患有阴道炎的女性，容易合并泌尿系统感染，让人十分烦恼。

那么，女性在哪些情况下最容易引发泌尿系统感染呢？

易出现泌尿系统感染的特殊时期

1.月经期

与男性相比，女性有一个特殊的时期，就是月经期。在月经期，经血与潮湿的卫生巾都是病原体最喜欢的土壤。如果你没有及时更换卫生巾，或者卫生巾本身质量不好，那么藏匿其中的病原体就很容易引发泌尿系统感染。

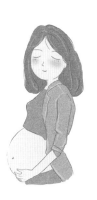

◎怎样判断自己是否患有泌尿系统感染

通常来说，如果你最近一段时间经常感觉刚刚小便后，很快就又想去厕所，稍微晚一点儿就会忍不住，或者小便时外阴有灼痛感，也就是我们常说的尿频、尿急、尿痛症状，并且持续了一段时间，那么就很可能是泌尿系统感染了，应尽快到医院就诊。

2.孕期

在孕期，女性身体分泌的孕酮增加，导致输尿管平滑肌松弛、蠕动减慢。同时，不断增大的子宫还会压迫膀胱和输尿管，这就使得尿液的流动速度减缓，或者形成轻度的尿潴留，同样有利于病原体的侵入和繁殖，导致泌尿系统感染。

◎妊娠期无症状菌尿

妊娠期无症状菌尿指的是孕妇的尿液中有细菌繁殖，但是没有明显的泌尿系统感染症状。在临床检查时，可以检测出孕妇的尿液中有细菌，但孕妇本人感觉不到任何不适，也没有尿频、尿急、尿痛等症状，所以叫妊娠期无症状菌尿。但别看没有症状，它治疗起来却很麻烦，因为治疗过程会对胎儿产生不良影响，造成胎儿早产或出生时体重过低。所以，女性朋友怀孕后，最好在怀孕早期到医院进行尿培养检查，以排除无症状菌尿，避免对孕妇和胎儿造成的伤害。

3.产褥期

女性在分娩过程中很有可能会出现阴道损伤，加上
分娩后，阴道会排出较多的恶露，导致细菌滋生。而阴
道口与尿道口距离较近，细菌也很容易感染尿道口，引
发泌尿系统感染。有些产妇是剖宫产，在术中和术后会
插入导尿管，也有很大的概率引发泌尿系统感染。

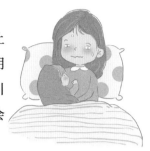

泌尿系统为什么容易反复感染

有些女性朋友的泌尿系统容易反复感染，究其原因，主要在于未遵循医嘱
用药。可能第一次出现泌尿系统感染时，医生开了抗生素，但吃几天后，她发
现症状减轻了，就自行停药了，结果没有痊愈，不久后就又复发了。还有的女
性朋友不是第一次发病，知道要吃什么药，就会自己到药店买药服用，但症状
减轻后，又会自己停药，结果反反复复好不了，才不得不到医院就诊。

其实，使用抗生素是有原则的，要"足量、足疗程"，疗程结束需要复查
尿常规，如果自行随意决定服药时间，或者随意更换抗生素种类，就会出现病
情反复的问题，甚至还会引发耐药等其他问题。

因此，一旦你发现自己泌尿系统感染，就一定要及时到正规医院规范治疗，
并遵循医嘱用药，不要太盲目地相信自己的"医术"！

泌尿系统感染的科学护理

1.多喝水，促进排尿

对很多女性朋友来说，平时喝水少、排尿少是引发泌尿系统感染的一个重
要原因，而多喝水可以加速体内的新陈代谢，促进有害物质的排出。不仅如此，
多喝水、多排尿还能冲洗尿道，使细菌不容易滞留在尿道内，对缓解病情有很
大的帮助。

2. 保持清淡饮食

有些女性朋友平时喜欢吃辛辣、油腻的食物，从中医上来说，这类食物容易助火、生痰湿，而泌尿系统感染就是由湿热引起的。所以，我建议女性朋友平时最好清淡饮食，在炎热、潮湿的天气，可多吃些薏苡仁、茯苓、淮山药、扁豆、莲藕等清热祛湿的食物。

3. 注意个人卫生

女性朋友平时要养成良好的生活习惯，每天用温水清洗并擦干外阴，注意使用专用盆和专用毛巾，不要与其他盆、毛巾共用，避免交叉感染。在清洗时，也要尽量避免使用各种抗菌洗液、洗剂等，这些洗剂很容易破坏阴部的菌群环境，不但不利于卫生，反而容易引发感染。

另外，在泌尿系统感染期间要尽量避免性生活，以免将更多病原体带入阴道和膀胱，加重病情。

其实，泌尿系统感染的问题，说大不大，但说小也不小，如果你平时多加注意，科学护理，即使发生泌尿系统感染，也能很快康复。但如果自己不注意，也可能导致病情反复、加重，从而危害健康。

06 摆脱子宫内膜炎、盆腔积液的烦恼

子宫内膜就像个不让人省心的孩子，不仅"不安分"，还很脆弱，真让人"又爱又恨"。它很容易被细菌侵袭，引起炎症，形成子宫内膜炎。据统计，有 10% ~ 15% 的成年女性会受到子宫内膜炎的困扰。

那么，子宫内膜炎一般都是怎么引起的呢？

子宫内膜炎的发病原因

我们前文说过，在正常情况下，女性阴道是呈酸性环境的，宫颈有黏液栓，可以抵御外界病原体的入侵。但是，在一些特殊的情况下，如月经、分娩、剖宫产和人工流产手术期间，这种屏蔽作用就会降低甚至消失，病原体很容易入侵，造成子宫内膜炎。因为在这些时期，宫颈的黏液栓功能降低，加上此时子宫内膜受到损伤，病原体经阴道、宫颈上行后，就会入侵到损伤部位，引发感染。

老年女性由于体内雌激素下降，阴道内酸性减弱，容易出现老年性阴道炎，再加上老年女性宫颈黏液栓变薄，如果阴道炎未得到及时治疗，也可能进一步发展为子宫内膜炎。

常见的容易引起子宫内膜炎的病原体包括支原体、衣原体和淋病奈瑟菌等。

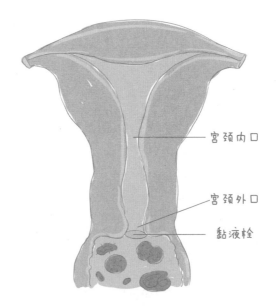

宫颈内口

宫颈外口

黏液栓

◎急性子宫内膜炎与慢性子宫内膜炎

如果是急性子宫内膜炎，患者常会出现轻度发热、下腹疼痛、白带增多等症状，随着病情的发展，白带中还会夹杂脓性分泌物，甚至出现恶臭。如果治疗不及时，急性子宫内膜炎就可能发展成为子宫肌炎、盆腔炎，甚至发展为败血症。

如果急性子宫内膜炎治疗不及时、不彻底的话，就可能会转化为慢性子宫内膜炎。慢性子宫内膜炎的症状主要是月经不调、子宫不规则出血、下腹疼痛或有坠胀感、白带增多等，有些女性朋友也会出现发热。医生做检查时，可能会发现患者下腹部有触痛、压痛，子宫增大，子宫旁结缔组织增厚等情况。

由此可见，不小心患上子宫内膜炎，真的是很令人烦恼。有的女性朋友可能会问：我们该怎样预防和治疗这一令人烦恼的病症呢？

🔍 子宫内膜炎的预防和治疗

要想不"招惹"上子宫内膜炎，不论你是要做流产手术，还是正常的怀孕分娩，都一定要到正规医院进行检查和手术，正规医院有规范的流程和严格的消毒操作，能尽可能地减少子宫内膜的损伤。无论是在术后、产后，还是在日常生活中，都要注意个人卫生，尤其要注意不使用生产厂家不明、存放过久和不干净的卫生巾，并要记得及时更换卫生巾，这样能减少感染的可能。

子宫内膜炎的治疗包括一般处理和药物治疗。一般处理主要是静脉补充营养和水分，并且患者要卧床休息，最好采用半卧位，这样有利于炎症局部及宫腔内的分泌物引流，还要及时清除宫腔内的积液或胎盘组织的残留。药物治疗以口服或静脉滴注抗生素为主，也可以选择宫腔内给药。

◎子宫内膜炎治疗期间禁止性行为

如果你不小心患上了子宫内膜炎，在治疗期间，一定不要进行性行为。否则，一时的享乐可能会让你的炎症进一步加重、扩散。其实，在患病期间，阴道分泌物增多，还会伴有腹痛、腰酸等不适，即使勉强进行性行为，也难以尽兴。性兴奋还会造成盆腔充血，也更容易加重病情。另外，在炎症得到控制的初期，也尽量不要进行性行为，以免子宫内膜还未完全恢复，病原体又再次入侵，使炎症复发。

盆腔积液是怎么回事

如果急性子宫内膜炎没有及时治疗，就会变成慢性子宫内膜炎，而慢性子宫内膜炎又容易导致盆腔积液。我们的盆腔是不属于子宫附件的，但它就像一座房子，子宫和它的附件都住在里面。如果子宫和附件感染了炎症，不及时治疗的话，炎症就可能向周围扩张，把盆腔腹膜、宫旁结缔组织一起"拉下水"，引发盆腔炎，或者出现盆腔积液。

其实在正常情况下，我们盆腔、腹腔中的脏器也不是干巴巴的，也需要一些液体来润滑。如果你没有腹痛、发热等症状，有少许的积液并不需要担心。就像前几天，一位 33 岁的女性拿着彩超结果来问我："医生，我有 1.7 厘米深的盆腔积液，怎么治疗呢？"仔细询问后，我发现她没有不舒服的感觉，查体也没有异常。于是，我给她的建议是：不用治。

一般来说，女性朋友在自然排卵后或促排卵治疗期间，又或者短期内进行了宫腔镜手术、输卵管通液术等，都会产生一定量的盆腔积液，这几种情况不需要处理和治疗。只有盆腔炎、异位妊娠等疾病引起的病理性盆腔积液，伴有下腹痛、阴道出血、腰酸腰痛、白带异常、月经紊乱、不孕等症状时，才要及时就诊治疗。

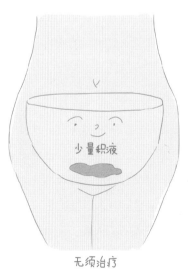

无须治疗

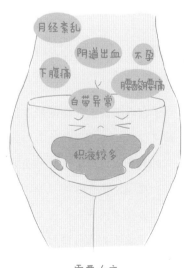

需要治疗

怎样摆脱盆腔积液的烦恼

要预防病理性盆腔积液，女性朋友平时就一定要注意个人卫生，在经期、分娩后及人工流产手术后，要勤换内裤和卫生巾，同时要避免受寒，不宜过度劳累，尤其要注意避免性生活，从而帮助身体快速恢复，避免"麻烦"找上身。

如果你发现自己有盆腔积液，一定要及时到正规医院检查、治疗。在临床治疗中，对病理性盆腔积液一般采用抗感染治疗，如果病情比较严重，也会适当运用激素类药物，或者通过手术治疗。在治疗期间，也需要你的积极配合，比如在饮食上，要选择清淡且营养丰富的食物，注意营养成分的合理搭配；还要少熬夜，多休息，增强机体抵抗力，这样才能在医生的帮助下，减轻病痛的烦恼。

第八章
呵护子宫和卵巢

01 这些信号出现，小心子宫内膜异位症

我就曾接诊过一位20多岁的女孩，她来的时候怯生生的，我问她哪里不舒服，她说自己得了怪病。

我很奇怪，就问她："怎么个怪法呢？你说来听听。"

她告诉我，剖宫产后自己每次来月经时，肚子都会很痛，但奇怪的是，肚皮也跟着痛，摸起来胀胀的，感觉里面有个硬疙瘩，就担心会不会是长了什么坏东西。这次来月经，又是同样的腹痛、肚皮痛。听完她的描述，我给她仔细检查了一下，发现她的剖宫产切口上方2厘米深处的皮下组织处长了一个2厘米大小的疙瘩，摸起来硬硬的，痛感很明显。

了解了这些情况，我大致明白了，她很可能患上了子宫内膜异位症，而且子宫内膜细胞"溜达"的部位比较特殊，"溜达"到剖宫产切口上方的皮下了。

那么，子宫内膜异位症到底是什么？一旦患上子宫内膜异位症，我们的身体会出现哪些信号呢？

什么是子宫内膜异位症

一看到"异位"两个字，你应该大致就能明白，这可能是子宫内膜的位置改变了，脱离了它原本应该在的位置。正常的子宫内膜应该是在宫腔内生长的，但子宫内膜细胞属于活性组织，经常因为各种原因而跑到其他部位，如到子宫肌层、卵巢、盆腔等部位上去"定居"，这就是子宫内膜异位症。

这种"异位"会导致什么后果呢？

在正常情况下，子宫内膜细胞会随着体内性激素的变化而出现周期性的变化，当孕酮和雌激素水平都下降时，子宫内膜脱落，随着经血流出体外。但是，不仅子宫内的正常内膜细胞会出现这样的周期性变化，那些"溜达"到其他部位的子宫内膜细胞也会出现同样的变化，到了经期，它们也都会脱落、流血。只是其他部位的血液与组织并不是像经血那样经阴道流出体外，而是淤积在体内，一般比较常见的部位是卵巢、盆腔腹膜处和剖宫产切口处。也有很特殊、很罕见的部位，比如鼻黏膜。淤积的血液排不出来，就会形成含血的囊肿。这些囊肿不断长大，便会伤害它周围的组织，如长在卵巢上，就会影响卵巢功能，还会使不孕、痛经、癌变的风险增加。

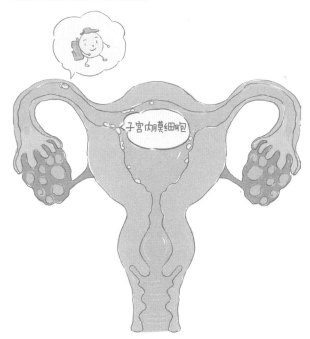

子宫内膜异位症的信号有哪些

既然子宫内膜异位症对女性伤害这么大，我们怎样自行判断自己是不是患上了子宫内膜异位症呢？子宫内膜异位症有哪些明显的信号呢？

1. 痛经

子宫内膜异位症的典型症状为继发性痛经或进行性痛经加重，疼痛部位多为下腹部、腰骶部和盆腔中部等，有时也会波及会阴部、肛门及大腿根部，并且疼痛会持续整个经期。有些女性朋友在月经前几天就开始腹痛，月经结束后还会腹痛，这就很可能是子宫内膜异位症。

2. 月经不调

子宫内膜异位症本身就会导致经血量增多、经期延长或点滴出血，如果卵巢被异位囊肿破坏，或者被粘连的异位组织包裹，导致卵巢功能紊乱，还会引起内分泌失调的各种症状。

3. 不孕

子宫内膜异位症导致的不孕是很常见的。在我接诊过的不孕患者中，有30% ~ 40%都有子宫内膜异位症的因素。

4. 性生活时疼痛

有30%的子宫内膜异位症患者自诉性生活时会疼痛，这种情况多是因为子宫内膜组织"溜达"到子宫直肠凹陷、阴道直肠隔等部位，导致周围组织肿胀或纤维化，使子宫在性生活时收缩、上升，进而出现疼痛感。

除以上几点外，子宫内膜异位症还有一些不常见的症状，包括便秘或腹泻、泌尿系统感染、阴道异常出血等。虽然这些症状单独看并不典型，但综合在一起，就很可能是子宫内膜异位症的信号。如果出现以上这些不适，要尽早到医院就诊，明确病情。

子宫内膜异位症如何治疗

经医生检查诊断后，如果你的症状不是很严重，就可以不用过度担心，定期随访即可。子宫内膜异位症是一种激素依赖性的疾病，当卵巢功能受到抑制或卵巢功能减退后，病灶就可能出现萎缩。

但是，如果你的症状很严重，就要及时进行治疗了。在临床上，通常是根据患者的年龄、症状、病变部位等，进行对症治疗，以达到缩减和去除病灶、缓解疼痛、促进生育和预防复发的目的。但是，当下子宫内膜异位症治疗的效果不佳，即使是手术治疗也很有难度，很多时候不能根治，只能缓解。越早检查出来，症状越轻，越容易控制，根治的可能性也会越大。所以，一旦你发现自己在经期有严重的腹痛、痛经等症状时，一定要引起警觉，及早到医院请医生进行检查。

02 定期检查，警惕无声的子宫肌瘤

说起子宫肌瘤，很多女性朋友应该都听说过。它被称为"妇科第一瘤"，多见于 30 ~ 50 岁的女性，这一年龄段的女性子宫肌瘤的发病率在40% ~ 60%。可以说，女性这辈子患上子宫肌瘤的概率是相当高的。

那么，子宫肌瘤到底是什么呢？对我们的身体又有哪些危害呢？

我有一位患者，在备孕前到医院做妇科检查，结果发现有子宫肌瘤。她很迷惑，说自己身体一向很好，不明白为什么突然就长了个瘤。

我就问她："你平时月经情况怎么样？"

她说："就是月经时间比较长，量有点大，别的也没什么。"

我又问她："一般多长时间？量多大？"

她说："基本都是一周到 10 天吧，每次差不多需要用二三十片卫生巾。"

我说："那你没感觉这种情况不正常吗？"

她有些不解地问："这有什么不正常吗？月经一般不都是一周左右吗？而且我也问过别人，说量大表示人的气血充足，是好事吧？"

我告诉她："你这个不是气血充足，而是子宫肌瘤导致的经期延长、量大。"

顾名思义，子宫肌瘤就是长在子宫上的肿瘤，不过，它是良性的，并不会造成生命危险。子宫肌瘤由平滑肌和结缔组织组成，也叫子宫平滑肌瘤，主要依赖卵巢分泌的雌激素和孕激素生长，所以子宫肌瘤多发于性激素分泌旺盛的育龄期女性，青春期前比较少见，而绝经后会萎缩变小或停止发展。

那么，长了子宫肌瘤都有哪些症状呢？我们怎么判断自己是不是长了子宫肌瘤呢？

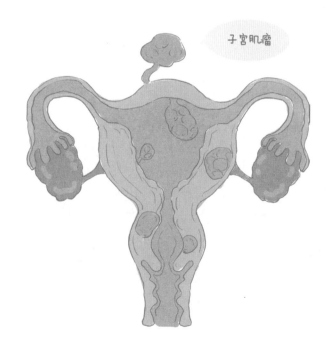

子宫肌瘤

子宫肌瘤的主要"预警信号"

1. 月经改变

子宫肌瘤的症状一般不是很明显，这也是为什么很多人长了子宫肌瘤，自己却根本不知道，只有在进行盆腔检查或超声检查时才会发现。

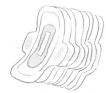

不过，如果你平时比较关注自己的月经状况，还是会发现一些蛛丝马迹的。子宫肌瘤最明显的症状就是月经的改变，主要体现在经期延长、经量增多等方面，甚至有时明明不是经期，也会莫名其妙地出血。

2. 腹部硬块

如果子宫肌瘤个头较大，你也可能会发现自己小腹部隆起，或者在小腹部摸到又圆又硬的肿块，尤其在早晨憋尿时，肿块更加明显。

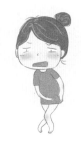

3. 白带增多

子宫肌瘤会导致白带增多，有时还可能会出现脓性白带或血性白带。

4. 压迫症状

如果是子宫前壁下段长有肌瘤，就会压迫膀胱引起尿频、尿急；如果是子宫宫颈肌瘤，则可能引起排尿困难、尿潴留；如果是子宫后壁肌瘤，则会引起下腹坠胀、便秘等症状。

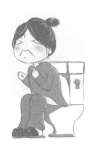

子宫肌瘤的发病因素

通常来说，导致子宫肌瘤的危险因素除了遗传因素外，还包括以下几个因素：

1. 雌激素分泌异常

由于子宫肌瘤是激素依赖性肿瘤，雌激素和孕激素都是子宫肌瘤的主要促进因素，所以女性雌激素分泌增多或处于孕期时，就容易长子宫肌瘤。有些女性为了避孕或保持年轻，长期服用雌激素含量高的避孕药，或是瘦身、美白的激素类药物，也容易引发子宫肌瘤。

2. 绝经推迟

女性一生的原始卵泡数量有限，排卵的年限大约为 30 年。基础卵泡量、卵泡消耗速度和排卵时间都有个体差异，子宫肌瘤是激素依赖性的良性增生性肿瘤，绝经推迟会使子宫肌瘤受激素作用时间长，更加有利于子宫肌瘤的增长。

子宫肌瘤会影响怀孕吗

从临床上看，子宫肌瘤患者中大约有 25% 合并不孕；而不孕症患者中，有 5% ~ 10% 与子宫肌瘤有关。所以，对想要生宝宝的女性朋友来说，最想知道的可能就是自己的子宫肌瘤会不会影响怀孕，以及是否需要在怀孕前把子宫肌瘤切除。

有很多患者都向我咨询过这个问题，我一般会根据不同的情况来给出相应的建议。

如果你的子宫肌瘤没有导致明显症状，同时肌瘤不是很大，位于肌壁间或者浆膜下，没有占据宫腔，不影响胚胎着床，那么，想要生宝宝，可以先试孕，暂不推荐你在孕前进行子宫肌瘤切除术，只要定期复查就可以了。除非你有过子宫肌瘤导致的妊娠并发症病史，才需要在怀孕前把子宫肌瘤切除。

如果你是妊娠期间发现了子宫肌瘤，则需要对母亲和胎儿进行额外监测，因为孕后女性雌激素分泌增加，可能会使肌瘤增大，有一定的概率会导致流产。妊娠合并子宫肌瘤也有可能会发生肌瘤的红色样变，导致孕妇出现急性腹痛、发热等症状，这些都需要及时处理。

但是，如果你的临床症状明显，或者一直未能成功怀孕，就要积极进行药物治疗或手术治疗了。尤其是肌瘤导致子宫形态改变，且肌瘤紧邻内膜、直径大于 5 厘米者，可能引起月经过多或者影响胚胎着床，则首先应考虑手术治疗。肌瘤数量越多、瘤体越大，就越影响正常受孕。切除子宫肌瘤后，通常可以提高妊娠率。

当然，不论你是准备孕育宝宝，还是为了自己的身体健康，平时都要密切关注子宫的健康问题。最好能定期进行检查，警惕无声的子宫肌瘤侵袭。一旦发现不适，更要及早就诊，这是对自己最大的负责。

03 宫颈息肉很常见，不必过分担心

前几天有一位患者来就诊，说她在公司组织的常规体检中，发现自己长有宫颈息肉，息肉直径在 0.3 厘米左右，问我："这严重不严重？需不需要做手术切掉？会不会癌变？"我告诉她暂时不用治疗，定期复查就可以了。

说起宫颈息肉，很多女性朋友可能都不太了解。有的患者发现自己长了宫颈息肉后，哪怕息肉只有几毫米大小，也反复跟我要求做手术切掉，生怕它哪天突然"爆雷"，引起更大的问题。

那么，宫颈息肉到底要不要紧呢？

发现宫颈息肉，不必过分担心

宫颈息肉属于一种妇科常见病，有时分娩流产、产褥期感染、手术操作不当、病原体感染等因素，也可能会导致息肉出现。

在多数情况下，宫颈息肉是由于宫颈的慢性炎症长期刺激，或者由于内分泌失调、雌激素水平过高等引起的一种宫颈管腺体和间质的局限性增生，并向宫颈管外口突出形成的赘生物。息肉的根部大多附着在宫颈管内或宫颈外口，一般比较小，单个或多个；也有比较大的，直径可达数厘米，有蒂，会随着生长逐渐突出于宫颈口外。

大部分长了宫颈息肉的女性朋友都没有明显症状，所以也不容易发现，很多女性朋友都是在常规体检时才发现自己有宫颈息肉。

实际上，即使你发现自己有宫颈息肉，如果没有明显的出血、感染等症状，同时你短期内也没有妊娠计划，那就不必过分担心，也不用刻意治疗或手术切除，因为有大约25%的宫颈息肉是可以自行消退的，特别是直径小于1厘米且没有明显症状的宫颈息肉，临床上都会建议观察。此外，宫颈息肉的恶变率极低，只要定期进行宫颈癌筛查就可以了。

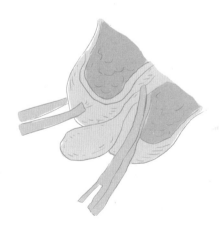

直径小于1厘米且没有明显症状的宫颈息肉定期观察即可

🔍 下列情况要引起注意

虽然在大部分情况下，宫颈息肉的危险性不高，初期一般也都比较小，大约只有米粒或绿豆大小。但是，它毕竟是长在关键部位的赘生物，不能完全放任不管，因为息肉有可能越长越大，个头太大的息肉也可能会引发一些健康问题，严重的还会导致不孕、流产、产后大出血等问题。

所以，如果你符合下列情况，一定要保持警觉：

（1）息肉较大，或者是由坚韧带蒂连接的息肉。

（2）经常出现血性白带，或者有阴道出血现象，尤其是在进行性生活的时候出血，或者是排便用力后出现少量出血，或者是绝经后再次出血等。

（3）彩超显示，宫腔或阴道口出现肿物，主要集中在宫腔内。虽然体积可能较小，但会呈现片状，呈灰红色。

（4）宫颈息肉已经挡住了宫颈口，影响精子进入子宫，导致女性无法正常受孕。

（5）45岁以上即将进入更年期女性。

（6）虽然没有表现出明显症状，但短期随访不消退的息肉。

有以上情况时，我建议你及时就诊，医生会根据你的实际情况，考虑是否要为你进行宫腔镜切除或摘除息肉，同时送病理检查明确息肉性质。

◎宫颈息肉多大时需要切除

宫颈息肉的直径多在0.5～2厘米，一般直径1厘米以内的息肉都不需要进行手术摘除。如果息肉直径大于1厘米，同时伴有不正常的阴道出血，如月经不规律、性行为后阴道出血、不孕等，则需要考虑实施手术将其切除。

◎切除宫颈息肉的准备

如果确诊有宫颈息肉存在，并且医生也建议进行宫颈息肉切除手术，那么在切除之前，就要做好阴道的清洁准备，完善相关检查，排除各种手术禁忌证。手术的最佳时间一般在月经结束后的第3～7天，这个时候子宫内膜较薄，有利于观察息肉的位置、大小及数量。如果已经绝经，手术时间便不需要根据月经周期调整，只需要做好阴道清洁准备、排除手术禁忌证、完善相关检查就可以了。

怎样预防宫颈息肉

宫颈息肉的多发人群为已婚女性，如果你想要预防这种妇科疾病的发生，就要注意私处卫生，勤换勤洗内裤，保持外阴的干爽与清洁，避免妇科炎症的发生。在性生活前后，还要及时清洗外阴，避免病菌侵入阴道，感染宫颈。

当然，为了我们的健康考虑，也别忘了定期进行妇科检查，以便及早发现和治疗妇科病症。如果你已经患上了阴道炎或宫颈疾病，也不用担心，只要到正规的医院积极治疗，就可以有效避免这些妇科疾病发展成为宫颈息肉。

04 宫颈炎与宫颈癌的关系有多大

很多女性朋友都患有宫颈炎，一旦发现自己得了宫颈炎，这些女性朋友便开始焦虑："哎呀，我的宫颈炎会不会引发宫颈癌呀？"于是越想越害怕，我的很多患者表示来就诊之前已经有几个夜晚失眠了……

那么，宫颈炎与宫颈癌的关系到底有多大呢？发现了宫颈炎是不是一定会引起宫颈癌？

上周我接诊了一位40多岁的患者，初期筛查为宫颈癌早期。她每次性生活都有出血，一开始当成是月经，没理会，但连续两个多月都是如此，便有些担心，来医院就诊，结果查出了宫颈癌，幸好发现得比较早，治愈的可能性很大。

巧的是，在这位患者跟我咨询治疗方案时，另一位30多岁的女性也来就诊。她的症状是阴道分泌物增多、有灼热感，并且分泌物有异味，最后我给她诊断为急性宫颈炎。她发现自己旁边那位女性诊断为早期宫颈癌，而自己是宫颈炎，当时就吓坏了，等那位患者走后，忙问我："医生，我这会不会发展成宫颈癌啊？我该怎么办呀？"

我告诉她："只要积极治疗，宫颈炎发展到宫颈癌的可能性是很低的。"

后来她来复查时，还是不放心地问我："医生，我这个真的不会发展到宫颈癌吗？"

我说："你放心吧，定期复查，及时医疗干预，是不会让宫颈炎发展到宫颈癌的。"

其实，宫颈炎与宫颈癌的区别是很大的，两者也不是"亲戚关系"，甚至可以说没有什么关系，并不是说得了宫颈炎就容易变成宫颈癌。简单来说，宫颈炎只是一种炎症，由病原体感染或宫颈损伤等因素引起，而宫颈癌多数是由人乳头瘤病毒（HPV）感染引起，一般与炎症关系并不密切。

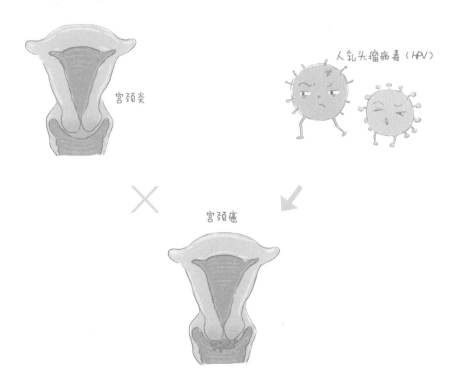

🔍 宫颈炎是怎么回事

宫颈炎一种是由细菌、真菌、支原体、衣原体等病原体感染而导致的宫颈急性炎症。但是很多人可能不理解，宫颈位于子宫的下端，很私密的部位，怎么会被病原体感染呢？

引发宫颈炎的一个主要因素就是阴道炎。阴道内本来就有细菌，菌群保持平衡时，我们不会患阴道炎；而一旦菌群失衡，就会导致阴道原有的微生物或外来的病原体大量生长，继而引发阴道炎。阴道与宫颈相连，阴道出现炎症，它的"好朋友"宫颈往往躲不掉，所以也就"顺带着"发炎了。

除了这个主要因素外，还有一些其他诱因，如频繁人流，或者流产手术后没有很好地护理，也容易导致宫颈感染发炎。再如性伴侣较多，就更容易出现接触性感染，也会引发宫颈炎。

🔍 宫颈炎有哪些症状

大多数的宫颈炎患者都没有明显症状，所以病了也不容易发现。如果有症状则一般表现为白带增多、黏稠或为脓性，呈淡黄色，有时可能有异味。白带增多，可能会刺激外阴部，引起外阴瘙痒、灼热。还有些女性会出现性交时疼痛不适、出血。如果合并有泌尿系统感染，还容易出现尿频、尿急、尿痛等症状。

通常来说，如果没有明显症状，我们可以不用理会它，只需要平时注意私处卫生，保持外阴干爽，勤洗勤换内裤即可。如果有不适症状，也可以到医院检查一下，请医生开具对症药物进行治疗。

宫颈癌是怎么引起的

宫颈癌是发病率仅次于乳腺癌的一种恶性肿瘤，如今，我国宫颈癌发病的年龄也不断呈现年轻化趋势。持续的高危型 HPV 感染是发生宫颈癌及癌前病变的首要因素，尤其以 HPV16 的致癌率最高，约占全世界宫颈癌的 60%。其他高危因素还包括过早发生性行为、多个性伴侣；月经和分娩等因素，以及性传播疾病导致的炎症对宫颈的长期刺激，都会增加患宫颈癌的概率。

宫颈癌与其他类型的癌症一样，晚期的生存率较低，但如果是宫颈癌 I 期、II 期患者，生存率还是很高的。所以，宫颈癌还是要早发现、早治疗。

但问题在于，宫颈癌的早期症状并不明显，平时患者也没有不舒服的感觉。性交后出血可能是它发病早期的唯一重要症状，因此，如果你频繁发现自己性交后出血，那就要注意了，一定要及时到医院就诊检查以明确病因。

◎性交后出血可能为宫颈癌前兆

恶性肿瘤的病灶处会有许多小血管，且周围组织比较脆弱，每次进行性行为时，病灶处的毛细血管就会因为摩擦、挤压等而破裂，进而引起出血。早期的出血量较少，但随着病情的进展，出血量也会越来越多，甚至在性生活及经期外也会出血。

05 子宫莫名增大，提示哪些疾病

说起子宫增大，我们的第一反应就是怀孕了。确实，怀孕可以让女性的子宫自然增大，到孕后期，子宫会增大到一个西瓜大小。

但是，如果没有怀孕，子宫却莫名增大了，这是怎么回事呢？

没有怀孕啊

肚子怎么长大了？

我之前接诊过一位 50 多岁的大姐，她当时是以"痛经进行性加重伴阴道大量出血"为主诉入院的。我在问诊时，她告诉我说："医生，我近一年来每次来月经都疼痛难忍，必须吃止痛药才行，而且月经量还特别多，有血块。按理说我这都要停经了，怎么还这么多月经呢？"

我在查体时发现她的子宫增大如怀孕五个月，并且摸起来很硬，还有压痛感。进一步检查后发现，她还有中度贫血。

我就问她："你没发现自己腹部增大么？"

她说："我一直以为是肚子胖的呢！有什么问题吗？"

我告诉她："你这可不是胖的，而是子宫得了病！"

这位患者最后诊断为巨大子宫腺肌病加中度贫血，治疗起来非常棘手。

由此可见，子宫增大并不都是怀孕，更不会是肥胖导致的，而是子宫生了病，并且子宫生病一般都比较复杂。

那么，如果不是怀孕，子宫莫名增大都提示哪些疾病呢？

📑 子宫增大可能提示的疾病

1. 子宫腺肌病

子宫腺肌病是子宫内膜侵入子宫肌层并生长，导致子宫比较均匀地增大并且摸起来较硬的一种疾病。患者来月经时，子宫肌层内的内膜也会脱落出血，但因为肌层内的血流出受阻，积聚在局部，这就导致子宫膨胀，每次月经来潮时，子宫都会变大，就像怀孕了一样。同时，患者还会出现像上文那位大姐一样的症状：痛经渐进性加重，且经量增多、经期延长。大约有一半的子宫肌腺病患者还同时合并有子宫肌瘤。

2. 子宫肌瘤

子宫肌瘤是子宫肌肉层形成的肌肉样瘤状组织。子宫任何部位出现肌瘤，都可能会使子宫增大。局部肌瘤会让子宫局部增大；肌瘤较多时，会使整个子宫都增大。肌瘤过大时，会导致月经量过多、经期延长及一些压迫性症状，如尿频、排尿或排便困难、尿潴留等。如果肌瘤靠近子宫内膜位置，还会导致不规则出血。

3. 子宫肥大症

子宫肥大症是指子宫均匀增大，肌层厚度超过 2.5 厘米，同时还伴有不同程度的子宫出血。如果从腹部去触摸子宫，你会发现子宫部位较硬。它的致病原因很多，有些可能与长期雌激素刺激有关，有些则与多次生产或人流后子宫恢复较差有关。

4. 子宫内膜癌

子宫内膜癌一般不会直接导致子宫增大，但是当肿瘤体积增大，或者出现浸润性生长时，导致临近的子宫肌层或浆膜层受到影响，出现瘤样病变，就会使子宫看起来更大。

◎什么是子宫内膜癌

子宫内膜癌分两型。1 型子宫内膜癌与激素有关，占总体发病的 80%，是一种典型的女性绝经后肿瘤，其危险因素包括肥胖、未生育、雌激素过量（内源性或外源性）、高血压及高血糖等，这一型的子宫内膜癌预后都比较好。2 型子宫内膜癌与激素无关，占总体发病的 20%，它的病因不清，且预后很差，术后需要给予放疗和化疗。

🔍 子宫增大如何处理

如果是生理性增大，比如怀孕生产后子宫未能恢复到原来的大小，比正常情况下稍微大一点儿，不需要处理。除此之外，任何原因导致的子宫增大都应引起注意。

1. 子宫腺肌病

如果是子宫腺肌病导致的子宫增大，子宫内膜由于各种病理性因素长到子宫肌层中，不进行处理的话，可能会导致子宫进行性增大。这种情况，医生有可能会根据患者的实际情况，在患者子宫内放置孕激素环来缓解疼痛，必要时会行子宫切除术。

2. 子宫肌瘤

如果是子宫肌瘤导致的整个子宫体增大，且肌瘤在超声下显示大于5厘米，就已经具备手术指征了。如果在肌瘤增大的同时，还表现为月经出血量较多、贫血或有压迫症状，那么医生一般会建议尽快手术。

3. 子宫肥大症

如果是子宫肥大症，一般医生会根据患者的自身疾病情况建议观察。但是在治疗期间，我们也要在日常生活、饮食、卫生等方面多加注意，比如不要让自己太劳累，平时以清淡营养的饮食为主，养成良好的卫生习惯等，以尽早康复。

4. 子宫内膜癌

子宫内膜癌的首选治疗方案就是手术治疗，早期的子宫内膜癌需要切除全子宫、卵巢，还要行前哨淋巴结活检以进行手术分期，通过分期来确定下一步的治疗和随访方案。这样才能尽最大可能地避免复发。

06 如何应对与防治卵巢功能下降

通常情况下，女性在 40 岁之后出现卵巢功能下降属于正常的生理现象。但如果你还没到 40 岁，就出现了卵巢功能下降的现象，那就要注意了。

我之前接诊过一位 35 岁的白领，她发现自己近半年的月经都不正常，要么一次的量很多，要么就很少，月经周期也不规律。同时，她还自诉情绪烦躁，经常失眠，易怒多汗，对性生活也提不起兴趣。

为了明确原因，我让她去做了激素六项检查，结果符合我的预判：卵巢功能减退。

我问她："你生过宝宝了吗？"

她说："生过一个宝宝。"

我告诉她："你这是卵巢功能下降，如果不及时补救，就会发展成为卵巢早衰。"

她有些不太了解，问："卵巢早衰会怎么样？会癌变吗？"

我说："卵巢早衰绝大多数情况下不会引起癌变，但是却会让你提前变老。"

卵巢不但是卵子成长的温床，还是女性分泌雌激素的重要器官。很多女性为了美，不惜重金购买大量护肤品、保养品来护理肌肤，生怕脸上早早长出皱纹。但你可能没想到，你身体所分泌的雌激素对你的皮肤、毛发、身材等都具有非常好的美容效果。如果卵巢出了问题，生理功能下降，雌激素分泌减少，那就会直接影响你的肌肤、毛发和身材，令肌肤干燥、萎黄、失去弹性，使头发变白、脱发，让身材走形。这是买多少保养品、护肤品都弥补不了的。

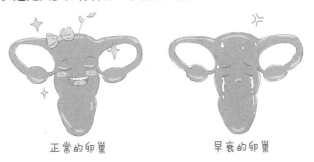

正常的卵巢　　　　　　早衰的卵巢

哪些因素会导致卵巢功能下降

1. 精神紧张

精神紧张是卵巢功能下降的高危因素，尤其是现在的很多职业女性，平时承受着巨大的工作和生活压力，身心俱疲，精神上长期处于高度焦虑、紧张的状态。这种情况很容易让身体出现系统性的内分泌失调，导致卵巢功能失调，促卵泡激素、黄体生成素分泌异常，继而出现排卵功能障碍甚至闭经。时间久了，卵巢功能失调就会发展为卵巢功能减退，导致雌激素分泌水平降低，患者就会过早地迈入更年期。

2. 长期熬夜

熬夜几乎已经成了现代人的一种标志性生活方式，很多女性更是经常熬夜追剧、打游戏、刷短视频，但是你可能不知道，经常熬夜会紊乱身体的正常生物钟，引起一系列内分泌功能失调。现代医学研究发现，熬夜会导致人体下丘脑—垂体—性腺轴功能紊乱。短期熬夜会引发月经不调和各种妇科炎症，而长期熬夜则可能导致卵巢功能减退、卵巢早衰等问题。

3. 频繁的人工流产

人工流产不但会直接导致女性体内激素紊乱进而影响卵巢正常的生理功能，还会因为术后生殖系统自然防御功能降低引发一系列妇科炎症。如果未能及时治疗炎症，也有可能会影响到卵巢功能，导致卵巢功能下降。

4. 饮食不规律、健身强度大

规律饮食和适当健身可以改善我们的身体状态、增强心肺功能，但是很多女性为了追求好身材，刻意不规律饮食以减少能量摄入，还有些女性朋友会进行高强度的运动，过度节食和高强度运动会抑制下丘脑、垂体的功能，从而影响卵巢功能。

◎**卵巢功能下降的诊断标准**

在正常情况下，女性卵巢体积约为 6 毫升。如果通过超声检查后，发现卵巢体积小于 3 毫升，窦状卵泡数量等于或小于 4 个，促卵泡激素高于 10 IU/L，就意味着卵巢功能下降了。如果这时仍然不积极注意生活节奏的调整或者没有停止伤害卵巢的行为，就可能进一步发展成为卵巢早衰。

如何应对卵巢功能下降

如果卵巢功能已经下降，我们该怎么应对呢？

一个最基本、也是最有效的办法，就是停止对它的伤害，趁着卵巢还有功能，好好养护和调理，让卵巢继续保持每个月还有成熟卵泡排出的状态。

要养护和调理卵巢，首先，我们要注意饮食，优质的蛋白质是卵巢生长、分泌激素必不可少的原材料，因此要多吃肉、蛋、奶。还可以多吃一些富含植物雌激素的食物，如豆类及豆制品，植物雌激素有弱雌激素作用，可以在一定程度上作为雌激素的补充，给卵巢休息的时间。

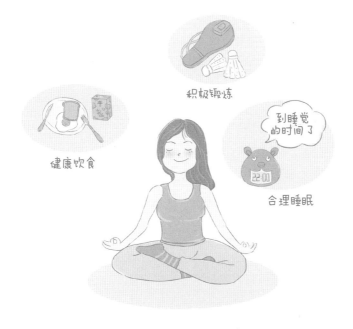

积极锻炼

健康饮食

到睡觉的时间了

合理睡眠

其次，我们要放松身心，积极调节情绪，缓解焦虑状态，不要给自己太大的压力。尤其是职场女性，更要注意劳逸结合。规律的生活和良好的心态对于卵巢功能的恢复有着重要意义。

最后，还要养成良好的生活习惯，不要熬夜，远离烟酒，避免过度疲劳，平时多进行户外活动，多进行体育锻炼，积极增强自己的身体素质，同时还要积极治疗各类妇科疾病。

以上这些方法虽然见效较慢，但长期坚持，就能最大程度地减小对卵巢的伤害，维护卵巢健康，并且对我们整个身心健康都有积极的帮助。

07 常听说的巧克力囊肿为何物

一说起巧克力囊肿，很多人的第一直觉就是：这个囊肿跟巧克力有关系吗？为什么会叫这样一个名字呢？

实际上，巧克力囊肿与巧克力本身没有一点儿关系，如果非要说有关系的话，那就是囊肿里的东西很像巧克力酱，呈黑褐色的黏稠状。

那么，巧克力囊肿是长在哪个部位呢？它会给我们带来哪些危害？

卵巢里的"不速之客"

其实巧克力囊肿只是一种俗称，它的医学名称叫卵巢子宫内膜异位囊肿。

子宫内膜异位症是由于子宫内膜细胞"溜达"，跑到了子宫外面的位置，在经期，它们也会一同脱落，继而引起腹痛、月经异常等不适症状，而这些爱"溜达"的子宫内膜细胞还有可能跑到卵巢里"定居"。但是，在子宫里的子宫内膜脱落后，会随着经血从阴道排出，而那些定居在卵巢中的子宫内膜细胞每个月产生的类似经血的物质却无法排出，只能留存在卵巢里，越积越多，最终形成巧克力囊肿。

所以，说白了，巧克力囊肿就是积聚在卵巢中的不新鲜血液、子宫内膜碎片等物质，它们混杂在一起，就像巧克力黏浆一样，所以才起了这么个名字。

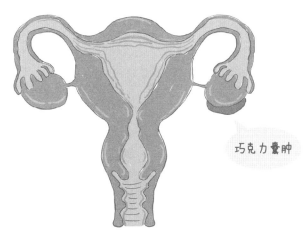

巧克力囊肿

巧克力囊肿有哪些危害

通过上面的描述，我们应该能想象到，如果巧克力囊肿一直不处理，它就会越长越大。除非你绝经了，子宫内膜细胞不再受到刺激，它才可能会停止生长。囊肿长大到一定程度，不但可能引起痛经、小腹坠胀、性交疼痛等症状，还可能影响卵巢排卵，从而影响生育。

更可怕的是，如果囊肿在盆腔内破裂、扭转，就会导致难以忍受的急性腹痛，需要手术。巧克力囊肿破裂后，液体流入盆腔深处，也可能引起盆腔严重粘连，出现肠梗阻、不孕，还存在恶变的风险。

我之前就接诊过一位 38 岁的女性患者，她说自己近半年总是腹胀，感觉腹围比之前增大了，周围人戏谑说她就像怀孕了一样。我给她检查后，发现她的盆腔中有个很大的囊肿，做了超声检查后，果然发现在她的左卵巢上有个直径达 10 厘米的囊肿。

所以，当你已有巧克力囊肿，并且出现有月经异常、腹痛、痛经、性交时疼痛等症状，一定要尽早到医院就诊。

◎检查巧克力囊肿的方法

检查巧克力囊肿的常规方法就是妇科彩超（包括经腹部超声、经阴道超声、经直肠超声）。对于一些简单的良性囊肿，有经验的医生会通过妇科彩超、激素六项、肿瘤标志物等方式判断，但有些相对复杂的情况，还需要借助其他检查手段才能确诊，如腹腔镜检查。腹腔镜检查也是目前临床上诊断巧克力囊肿最好的方法，它可以对盆腔进行探查，精准地找到巧克力囊肿的具体位置和范围，甚至可以直接诊断出病因等。必要的时候，还会采用下腹部 CT 或核磁共振等检查。

◎经期后最易发现巧克力囊肿的踪迹

一般来说，在通过超声检查巧克力囊肿时，我们建议患者最好在月经刚结束时就诊复查彩超，以排除月经前黄体期的生理性囊肿影响观察。

怎样治疗巧克力囊肿

针对巧克力囊肿的治疗，临床上需要考量的因素较多。

如果囊肿比较小，直径小于 3 厘米，能够明确为巧克力囊肿，那么即使没有不适症状，没有激素用药禁忌，也可以考虑口服短效避孕药，抑制生长，减少囊肿对卵巢组织的破坏。平时也要注意保持良好的生活习惯；如果直径超过5 厘米，临床上可能会建议手术，手术后持续应用促卵泡激素释放激素激动剂（GnRH-a）针剂 3 ~ 6 个月来预防复发，停止使用针剂后应用短效口服避孕药或者地诺孕素来进行长期管理。巧克力囊肿术后进行长期管理很重要，若首次拨除囊肿后没有进行长期管理，则术后两年复发概率高达 50%。

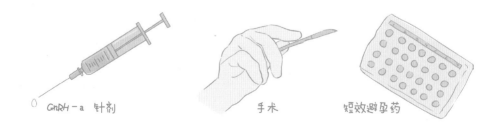

GnRH-a 针剂　　　　　手术　　　　短效避孕药

◎**巧克力囊肿会恶变吗**

临床上发现，巧克力囊肿是有可能恶变的，只是恶变的概率并不高。据统计，只有1%～2%的患者，其巧克力囊肿会发生恶变。尽管如此，一旦发生恶变，它带来的危害又是不容忽视的，所以，如果发现有以下几种情况，就要警惕巧克力囊肿恶变的风险和可能：①年龄大于50岁，巧克力囊肿持续存在，病程已有10年以上；②囊肿较大，直径大于10厘米以上，并且在短期内出现迅速增长，甚至在绝经后仍然持续存在和增长；③肿瘤标志物异常升高。

08 身体出现这些症状，小心多囊卵巢综合征

从多囊卵巢综合征的这个名字来看，很多女性朋友可能都不太熟悉，它的"知名度"确实不如宫颈炎、子宫肌瘤、卵巢癌。但是，这种病在育龄女性中的发病率为5%～10%，并不罕见，如果你是15～30岁这个年龄段的女性，就要注意了。多囊卵巢综合征主要表现为排卵障碍引起月经异常和不孕，但它对女性的影响不仅如此。在多囊卵巢综合征患者中，80%以上合并有代谢紊乱，多囊卵巢综合征的患者原发性高血压、糖尿病、冠心病的患病风险会明显高于健康人群。所以，如果你患上了多囊卵巢综合征，就需要长期管理内分泌和代谢，千万不要掉以轻心。

我之前接诊过一位21岁的女孩，她告诉我，自己有三个多月月经不调了，期间还有一个月来了两次月经。每次月经出血量都不多，也没有明显的腹痛感。

我说："我得问一下，你有过性生活么？"

她忙摇头说："没有，医生，我还是单身呢！"

我说："那你去查个盆腔彩超和激素六项吧。"

查完后，她把报告单给我，果然与我推测的差不多，彩超提示双侧卵巢多囊结构，激素六项也提示黄体生成素高于促卵泡激素3倍，并且睾酮也高。由

此，便可以诊断为多囊卵巢综合征。

她一听我的这个诊断，又问我："医生，这是个什么病啊？严不严重呀？会不会影响我以后的结婚生育呢？"

我告诉她："积极配合治疗吧，你的病需要长期管理。"

那么，这个病到底是怎么回事呢？它会不会真的影响生育呢？

认识一下多囊卵巢综合征

从名字就可以看出，多囊卵巢综合征肯定是卵巢中有多个"囊"，这个"囊"其实就是卵巢里没有发育好的卵泡。

女性的卵巢中是有很多备用卵泡的，每到一个月经周期的早期，卵巢都会募集一批窦状卵泡，这些卵泡中通常只有一颗卵泡发育成熟，排出一颗卵子，等待精子的前来，其他的卵泡会自然闭锁。而这个过程，是由下丘脑—垂体—性腺轴分泌的多种激素共同参与的。如果因为种种原因，女性的内分泌系统出现紊乱，导致垂体分泌的促卵泡激素和黄体生成素失调，卵泡就不能正常成熟，也就无法排卵，而这些没有发育成熟的卵泡过度生长，里面潴留了很多液体，就成了囊性卵泡。如果卵巢中有很多这种不成熟的囊性卵泡，那就叫作多囊卵巢。

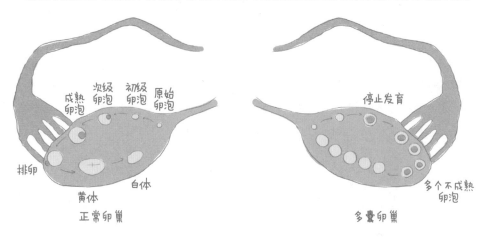

所以，多囊卵巢综合征的直接后果就是无法正常排卵。而一旦不能正常排卵，就会出现异常的月经。没错，不排卵也可能会有月经样出血，只是这样的月经模式不正常。即使婚后有了性生活，有了正常精子的参与，没有正常排卵，也无法形成受精卵，自然也就无法孕育宝宝。

◎多囊卵巢综合征的病因

多囊卵巢综合征的病因医学界至今仍然没有完全弄清楚，但一般认为跟遗传因素和环境因素有关。通常母亲有多囊卵巢综合征，女儿患有多囊卵巢综合征的概率就会增加，但更重要的是环境因素。环境因素主要指个体因素，如内分泌失调、代谢异常、肥胖、生活饮食不规律、压力过大等，通常会造成雄激素、促黄体生成素和催乳素高，从而导致多囊卵巢综合征。

多囊卵巢综合征的常见症状

1. 月经不调

多囊卵巢综合征是因为卵泡没有发育成熟，不能正常排出，所以月经也就很难正常进行。患者会出现月经稀发现象，甚至直接出现闭经。

2. 激素分泌异常

由于无法正常排卵，卵巢就只能分泌雄激素和雌激素，而不再分泌孕激素。是的，雄激素并不是男性的"专利"，女性体内也有雄激素存在，一旦体内雄激素水平升高，女性就会表现出男性的特征，如多毛、痤疮、出现喉结等。其中又以多毛最为常见，发生率高达 60%，多毛部位包括面部、胸部、背部、大腿上部及两侧、阴部等。

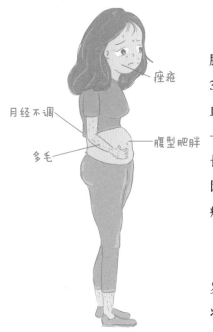

多毛

月经不调

痤疮

腹型肥胖

3. 全身表现

绝大多数的多囊卵巢综合征患者还会伴有胰岛素抵抗，发生糖尿病的概率也比正常人高3倍多，未来还可能出现原发性高血压、高脂血症等。同时，许多患者还会出现腹型肥胖，一般从青春期开始就会出现，并随着年龄的增长而逐渐加重。此外，多囊卵巢综合征的患者因为缺乏孕激素对子宫内膜的保护，子宫内膜癌的发病风险也明显高于正常人群。

所以，在这里要提醒女性朋友，尤其是30岁以下的女性朋友，如果发现自己出现以上症状，就要考虑多囊卵巢综合征的可能了，此时最好及时就诊。

◎多囊卵巢综合征的常规治疗方法

对于多囊卵巢综合征，临床上以药物治疗为主。一般医生会根据患者的身体情况周期性地使用孕激素，或者是为患者开具短效复方口服避孕药、二甲双胍等，积极调整月经周期，缓解月经紊乱症状，改善代谢，减少多囊卵巢综合征对代谢和生殖功能的影响。

除了药物治疗外，生活方式的积极干预也属于一线治疗方案。比如坚持运动、健康饮食等，肥胖的患者还要积极减重，控制热量摄入，避免营养过剩，并且最好进行一定量的体育锻炼，建议每周至少锻炼5次，每次进行30分钟以上的有氧运动，心率需达到110次/分。大体重的女性朋友需要循序渐进、持之以恒、量力而为地减重。当体重下降10%后，有50%的患者可以恢复自发排卵。

09 防治卵巢癌，关键在于早发现

卵巢癌是女性生殖器常见肿瘤之一，发病率仅次于宫颈癌。但因为卵巢癌发病更为隐匿，往往发现了卵巢癌就是晚期，而晚期卵巢癌患者5年的存活率只有25%～30%，故而卵巢癌的死亡率在各类妇科恶性肿瘤中位居首位，给女性带来了严重的生命危害。

我们在临床上发现，卵巢癌可以发生在任何年龄的女性身上，发病率还会随着年龄的增加而升高，一般更易发生于更年期女性和老年女性，20岁以下和70岁以上的患者相对少见。

那么，卵巢癌是怎么发生的呢？它有哪些典型症状呢？

卵巢癌的常见发病因素

1.未育（不孕）

未育（不孕）是卵巢癌发生的高危因素。临床上发现，原发性不孕症的女性，与经孕女性相比，其患卵巢癌的风险要高出1.7倍，并且年龄越大，危险性就越大。而妊娠可以降低卵巢癌的发病风险。

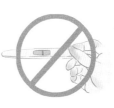

◎生育、哺乳可降低卵巢癌发病风险

在妊娠期和哺乳期，卵巢都会停止排卵，这个过程可以使卵巢得到很好的休息和养护，从而降低了癌变的概率。

2.精神压力过大

平时因为工作或生活导致精神压力过大，也会增加患卵巢癌的风险。

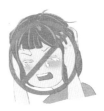

3.高热量饮食

一些高热量的饮食，尤其是高动物脂肪饮食，同样会增加卵巢癌的发病风险。有研究显示，动物脂肪可能对动物卵巢具有一定的致癌作用，人摄入后，也会增加卵巢癌的发病风险。

4.吸烟

长期吸烟的女性，往往绝经要比不吸烟的女性早，卵巢癌的发病率也比较高。

卵巢癌有哪些症状

由于卵巢位于盆腔内，即使出现癌变，也不易发现。等到发现时，往往病情已经发展到晚期了，而晚期卵巢癌的 5 年生存率是很低的。

所以，我们平时还是要多多关注身体的变化，虽然早期卵巢癌症状不明显，但随着卵巢癌肿的增大，它还是会表现出一些典型症状。

1.月经不调

大部分卵巢癌患者的月经没有太大变化，但仍然有少数患者由于癌细胞不断破坏卵巢正常组织，导致卵巢功能失调，出现月经过少或闭经。而到了晚期，随着癌细胞的转移，很多患者也可能出现不规则的阴道出血。

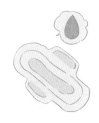

2.下肢及外阴水肿

随着卵巢癌肿的不断增大，患者的盆腔静脉受压，导致血液流通不畅，继而出现下肢及外阴水肿。

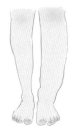

3.腹部胀痛、有肿块

由于与卵巢邻近的组织容易遭到癌肿的浸润或发生组织粘连，当卵巢周围的组织粘连时，就容易引起腰腹部的隐痛、钝痛。有些患者还能在自己的腹部摸到肿块，卵巢癌本身也会导致腹水，这又会导致胸闷、腹胀。因此，腹痛、腹胀后腹围慢慢变大，往往可能不是好现象，需要抓紧时间就医。

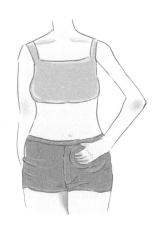

这就提醒女性朋友，如果你发现自己经常感到月经稀少，同时伴随有腹胀、腹痛、下肢水肿、胃口差等症状，经过检查后又没有肠胃疾病，那么最好到妇科去做个全面检查。

定期筛查是预防卵巢癌的重要手段

由于卵巢癌的症状很不起眼，等到症状明显了再去检查时，往往大多数人也已经错过了早期最佳的治疗时间，卵巢肿瘤也已生长到了一定的程度，治疗起来也比较难了。

为了有效预防和及早发现卵巢癌，定期体检和筛查是非常有必要的。尤其是有高危家族史的女性，更要早早建立防病意识，一般半年就要筛查一次。如果是没有高危家族史的女性，可以每年进行一次筛查。一旦有癌变苗头，便尽早干预，防患于未然。